U0258693

江淮名医临床精粹系列

Proximal Femoral Reconstruction and
Total Hip Arthroplasty

股骨近端截骨重建
全髋关节置换术

尚希福◎著

中国科学技术大学出版社

内 容 简 介

本书是对尚希福教授在临床实践中发明的一种独特的股骨近端截骨重建技术的阶段性总结,该技术具有简单易行、效果可靠、不需特殊器械的优点,几乎可以用于所有需要髋关节置换的股骨近端畸形患者。全书分为12章,第1章至第4章主要叙述股骨近端畸形的基本知识和股骨截骨重建技术的由来和技术要点,第5章至第11章是股骨近端截骨重建技术在具体疾病中的应用,第12章介绍有关康复的指导性措施。

本书可供骨科或关节外科及相关专科临床医务工作者参考使用。

图书在版编目(CIP)数据

股骨近端截骨重建全髋关节置换术/尚希福著. —合肥:中国科学技术大学出版社,2022.8
ISBN 978-7-312-02817-5

Ⅰ.股… Ⅱ.尚… Ⅲ.髋关节置换术 Ⅳ.R687.4

中国版本图书馆 CIP 数据核字(2022)第 132972 号

股骨近端截骨重建全髋关节置换术

GUGU JINDUAN JIEGU CHONGJIAN QUAN KUAN GUANJIE ZHIHUAN SHU

出版	中国科学技术大学出版社
	安徽省合肥市金寨路 96 号,230026
	http://press. ustc. edu. cn
	https://zgkxjsdxcbs. tmall. com
印刷	合肥华苑印刷包装有限公司
发行	中国科学技术大学出版社
开本	787 mm×1092 mm 1/16
印张	13.5
字数	335 千
版次	2022 年 8 月第 1 版
印次	2022 年 8 月第 1 次印刷
定价	108.00 元

序

全髋关节置换术的出现对终末期髋关节病患者的治疗产生了革命性的影响。在过去半个多世纪中,全髋关节置换术的应用日趋广泛,不仅在假体设计、手术器械、材料选择以及摩擦界面的构建等方面取得了显著进步,而且在手术技术和围术期管理方面也有了巨大进步,使得全髋关节置换术和术后效果得到了极大的优化。然而,在临床工作中难免遇到一些复杂病例,尤其是合并股骨近端骨骼结构畸形的病例,传统的手术方案和模式化的手术器械与植入均难以满足临床的实际需要。本书作者尚希福教授在临床实践中创新地应用了一种新型的股骨近端截骨重建技术,该技术简单易行、效果可靠、不需特殊器械,可以用于各种股骨近端畸形需要髋关节置换的患者。

《股骨近端截骨重建全髋关节置换术》是一部几乎涵盖全髋关节置换术中所有复杂股骨近端畸形重建的著作,尚希福教授根据自己丰富的临床经验,详尽介绍了各种复杂股骨近端畸形的关键处理策略和手术技术,以确保髋关节置换手术的效果。全书详细阐述了股骨近端畸形的定义、分类以及继发病理改变,并详细介绍了股骨近端重建技术在全髋关节翻修、高位先天性髋关节脱位、感染性髋关节炎后遗畸形、强直性脊柱炎、股骨近端骨折术后以及石骨症病例中的应用。对不同股骨近端畸形的成因、术前准备以及术中处理技巧分别进行较为细致的阐述,这将有助于使用者在临床实践中更为灵活、有效地完成股骨近端病变的处理,达到事半功倍的效果。

尚希福教授长期从事骨关节外科的临床工作,带领团队在关节外科领域进行了不懈的探索。他们创新地运用和发展了改良侧卧位直接前方入路全髋关节

i

置换术、复杂股骨近端畸形截骨重建技术以及组配式重建新理念在全髋关节翻修术中的应用等,得到国内外同行的认可。在本书中,作者还提出了人工髋关节置换术就是骨假体复合体(包括髋臼假体复合体和股骨假体复合体)重建的概念。本书凝聚了尚希福教授及其团队多年来的心血,是一本能够切实让所有从事关节外科的相关人员和患者都从中获益的好书。

中国工程院院士

上海交通大学医学院附属第九人民医院终身教授

前　言

　　我们熟知的髋关节疾患是骨科领域的常见病、多发病。对于不可修复的、严重影响患者髋关节功能的病变常常采用人工髋关节置换治疗。现如今，随着医学技术的进步和工程材料领域的革新发展，人工髋关节置换技术已经日益成熟，是 20 世纪非常成功的手术技术之一，甚至被誉为"世纪手术"，为终末期髋关节疾病患者带来了福音。它具有经典的术式、入路以及相配套的手术工具和器械，甚至到达模式化的程度，可以适应绝大多数患者的病情。

　　在临床实际工作中，我们还会遇见一些复杂病例，尤其是合并股骨近端骨骼结构畸形的病例，模式化的手术器械和手术方案往往难以满足临床的实际需要。即使是应用机器人等智能化的技术手段，也不能降低股骨近端畸形导致的手术困难程度。近几十年随着手术技术的不断改进，患者对全髋关节置换术中股骨侧的畸形有了足够充分的认识，特别是影像学的进步，使术者在手术前就能明确病变畸形的类型和程度，因此提出了多种解决方法：发明相应的手术器械、定制关节假体、设计各类几何拓扑结构复杂的截骨方案，等等。特别是根据不同患者的实际需要定制匹配的产品，这在当今已不是神话，而是现实。定制关节似乎能为我们解决手术的困难，而实际上还有一段很长的路要走，况且我们手术也不是在 Workshop 环境下进行的。定制关节是关节置换实现个体化的最高境界。不可否认，这些解决方案无疑对我们手术是有一定帮助的，解决了部分患者的实际问题。但是这些方案却又因为各种原因难以得到广泛推广：复杂、高难度的手术操作，昂贵的手术费用，难以避免的手术副损伤限制了这些技术的应用实施和推广。

笔者在临床实践中发明了一种独特的股骨近端截骨重建技术，该技术简单易行、效果可靠、不需特殊器械，几乎可以用于所有需要髋关节置换的股骨近端畸形患者。哈尔滨医科大学附属医院的廉永云教授应韩国骨科协会邀请前去学术交流时介绍了笔者发明的股骨近端截骨重建技术，引起了韩国医师的共鸣。国内很多"大咖"对这一技术非常肯定，该技术具备既往股骨近端截骨增加显露的优点，同时克服了既往截骨对矫正畸形能力不足的缺点。中华医学会骨科分会原主任委员、中国医师协会骨科分会原会长、中国人民解放军301医院的王岩教授和中华医学会骨科分会主任委员、西安交通大学附属第二医院的王坤正教授，北京协和医院骨科主任、著名关节外科专家翁习生教授等鼓励笔者总结推广。缅甸骨科学会髋关节和膝关节分会主席、缅甸曼德勒骨科医院的 Than Win 教授来我院参观交流时，对这项技术很有兴趣，回去后尝试应用，取得了很好的效果，并在当地推广。更为重要的是，自从此项技术应用以来，经我们治疗的病例反馈的均是正面的信息，这无疑是促使笔者认真总结公布这一技术的最有力的动能。

本书是对这一技术的阶段性总结，供各位同仁参考。全书分为12章，前4章主要叙述股骨近端畸形的基本知识和股骨截骨重建技术的由来和技术要点，第5章至第11章是该技术在具体疾病中的应用。为了方便同行专家使用，更好地说明问题和节约翻阅时间，个别图片重复出现；对涉及的每种疾病做了简明的阐述，目的是在一定程度上减少翻阅其他专著的时间。编排上以常见病、多发病在前，以常见的病例说明股骨近端截骨重建的优势等。最后一章是有关康复的指导性措施，可供参考。在本书中我们首次使用"向心性游离""髋臼假体复合体"及"股骨假体复合体"的概念，具体解释参见相关章节。任何技术都不是万能的，都需要不断改进，敬请各位同仁批评指正，以纠正不足和错误。

谨以此书献给骨科尤其是关注关节置换的同仁们！

中国科学技术大学第一附属医院(安徽省立医院)骨科

尚希福

2022年5月

目　录

vii

第1章

股骨近端畸形概述

1.1 股骨近端畸形的定义及分类

股骨近端畸形临床上很常见，甚至可以说见于几乎所有的需要髋关节置换的病例。只是轻微者对手术的影响不大或者没有影响，不需我们特别关注。本书所述的畸形原则上是影响手术难度或（和）手术效果的形态异常。

1.1.1 定义

股骨近端畸形，顾名思义，因各种原因造成股骨近端大小、形态和结构不同于正常状态，造成在髋关节初始置换或翻修时假体的适配和压配难以实现，需要矫形和（或）结合特殊假体才能实现人工髋关节的初始稳定。

美国梅奥诊所的 Berry 教授对其定义：股骨近端畸形是指股骨近端的几何形态和大小直径异常，需截骨成形重建或特殊假体处理，才可完成全髋关节置换术的一类畸形。

1.1.2 分类

对畸形进行分类的目的是便于术者在术前能够对畸形的处理做到心中有数，确定选择何种处理方法和选用何种假体最为合适，减少意外发生，保证手术成功。

1. 按照畸形的病因分类

以 Berry 提出的分类系统为代表，分为以下几种类型：

（1）发育型

主要是髋关节发育不良。此类患者众多，尤其在我国，髋臼发育不良接受人工关节置换的病例比例较高，但高位脱位的患者会逐渐减少。

（2）代谢性骨病

常见于佩吉特病（Paget 病）和维生素 D 缺乏或抵抗相关性骨软化疾病。前者多见于欧美国家，后者多与遗传有关。

（3）手术后

多见于治疗股骨头坏死或者髋关节发育不良等施行的股骨近端截骨术后。

（4）骨折治疗失败

股骨近端骨折未经治疗或者治疗失败的。这类畸形的比例可能会增加。

2. 按照畸形存在的部位分类

按照畸形存在的部位可分为以下几种类型：

（1）大转子部畸形

根据大转子和股骨头颈部的关系，大转子部畸形主要分为骑跨型（内翻）、悬挂型（外翻）、低置型和高置型（图 1.1～图 1.4）。大转子和小转子肥大虽不影响假体的植入和长期稳定，但会导致术后关节撞击，造成髋关节脱位。

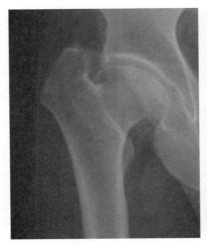

图 1.1　大转子内翻畸形

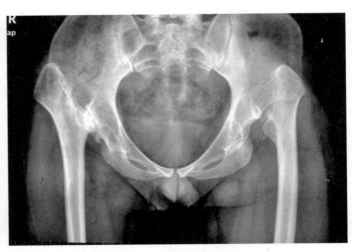

图 1.2　大转子外翻畸形（右侧）

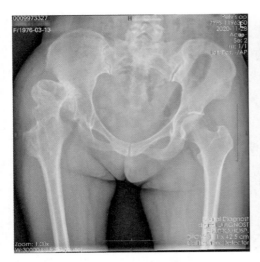

图 1.3　大转子低置畸形

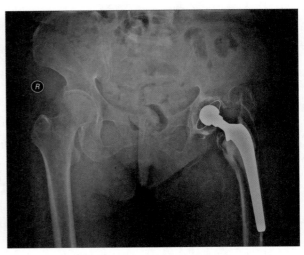

图 1.4　大转子高置畸形

（2）干骺端畸形

干骺端畸形以成角畸形为主，常见的是内翻或者外翻畸形，髓腔减小甚至实变也是畸形形式之一。

（3）骨干畸形

骨干畸形有成角畸形、旋转畸形，也可以是髓腔的大小变化，太细或者太粗，如高位脱位的髋关节发育不良的股骨干，不但细小，而且髓腔也会变形（图1.5）。

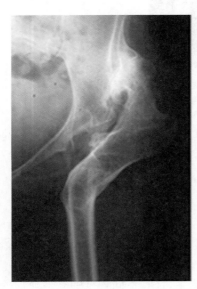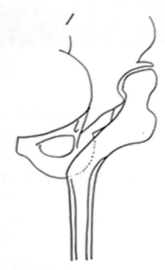

图1.5 股骨转子下截骨治疗高位髋关节脱位

（4）股骨近端畸形

理论上股骨近端畸形应包括股骨头畸形和股骨颈畸形。我们每天做的髋关节置换术中的大多数患者是由于股骨头颈部因各种原因造成的畸形带来的髋关节疼痛和功能障碍，因为不需要使用特殊假体或者通过截骨就能完成手术，故不计在此类之内。

实际上，股骨近端畸形累及的部位很少孤立存在于某一处，而多是整个近端存在不同程度的异常，也就是说多为混合型畸形，病变时间越长，这种情况越明显，这源于我们人体的适应性改变。

3. 按照畸形的表现方式分类

可分为以下几种类型：

（1）成角畸形

表现为股骨近端的内翻畸形、外翻畸形、前弓或者后弓畸形。

（2）移位畸形

主要是水平内移、外移或者前后移位。多为早期用于治疗髋关节疾病使用的各种截骨遗留下的畸形，少部分是骨折造成的后遗症。在人工关节置换用于治疗各种原因造成的髋关节骨性关节炎之前，截骨是常用的治疗措施（图1.6），目的是通过改变髋关节的负重力线来改善髋关节的功能，减轻疼痛，但不能根本解决患者的疼痛和功能受限问题，现已很少采用了。现在这种移位畸形多为创伤畸形愈合的结果。

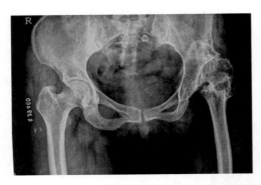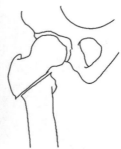

图 1.6　曾经使用的治疗髋关节骨性关节炎的截骨

（3）大小异常

体积异常增大或者缩小，造成常规假体难以实现初始稳定。髓腔实变也是大小异常的一种形式。

（4）扭转畸形

在轴位上的旋转，表现为股骨颈的前倾角异常。

（5）长短畸形

主要见于股骨近端因各种原因造成的生长停滞，如青少年股骨近端骨髓炎后遗症、先天性髋关节脱位等。

上述畸形孤立存在的很少，多为一种畸形为主，伴有不同程度的其他畸形的混合表现。

1.2　股骨近端畸形的成因

畸形形成的原因有多种，可分为原发性和继发性两种。原发性畸形多由疾病所致，如先天性髋关节发育异常、感染性疾病、免疫系统疾病、侏儒症、代谢性骨病等；继发性畸形为截骨治疗疾病或者骨折治疗失败遗留的，如截骨后残留畸形，骨折畸形愈合、不愈合及内固定失败等，均可导致严重的股骨近端形态结构改变。不同原因所致的畸形表现形式有所不同。

1.2.1　髋关节发育异常

髋关节发育异常是一组疾病的统称，包括先天性髋关节脱位（congenital dislocation of the hip，CDH）、股骨头骨骺滑脱（slipped capital femoral epiphysis，SCFE）、股骨头骨骺炎（Legg-Perthes 病）等，这类疾病出现在儿童生长发育时期，影响股骨近端的生长和塑形。可因为治疗失败或者没有及时治疗造成股骨近端出现不同方式和程度的畸形。其中先天性髋关节发育不良是最常见的先天性畸形，最具有代表性，又称发育性髋关节脱位或发育性髋关节发育不良（displasia dislocation of the hip，DDH），股骨头在关节囊内丧失其与髋臼的正常关系,以致在出生前及出生后不能正常发育,最终造成股骨侧和髋臼侧均出现不同形式和程度的畸形,特别以 Crowe Ⅳ 型 DDH 上述表现更为明显(图 1.7)。

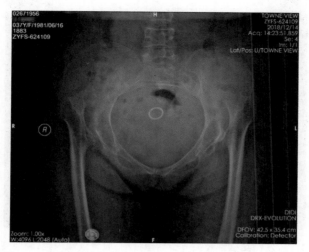

图 1.7　双侧髋关节高位脱位(Crowe Ⅳ 型),股骨近端畸形

1.2.2　感染性疾病

常见的感染性疾病有化脓性髋关节炎(pyogenic coxitis,图 1.8)和结核性髋关节炎(tuberculous coxitis,图 1.9)。儿童时期抵抗力弱,导致髋关节感染好发,化脓性感染多见,其次是结核。主要原因是髋部比较深,患者年龄小,不易早期发现,因此,患者在疾病早期不能得到及时有效的治疗,或治疗不当。感染时造成股骨近端骨骺板软骨、关节软骨、软骨下骨甚至髋臼和股骨近端的骨质出现破坏,最终继发髋关节骨关节病,或脱位,或融合,残留后遗症,导致股骨近端产生各种畸形。感染还可以造成股骨近端骨骺破坏,根据破坏的部位、程度不同,可造成多种畸形,如短缩、成角等。这类患者大多伴有软组织的瘢痕粘连或手术瘢

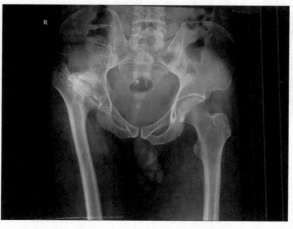

图 1.8　右侧化脓性髋关节炎后遗症期,髋关节骨性关节炎,股骨近端畸形

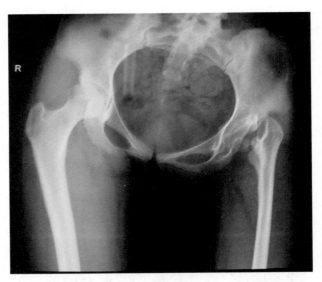

图 1.9　左侧结核性髋关节炎后遗症期,股骨近端内翻,髓腔变形

痕、贴骨瘢痕,甚至窦道瘢痕等(图 1.10)。感染造成的股骨近端畸形以前非常多见,随着医疗卫生事业的进步,这种病例越来越少。

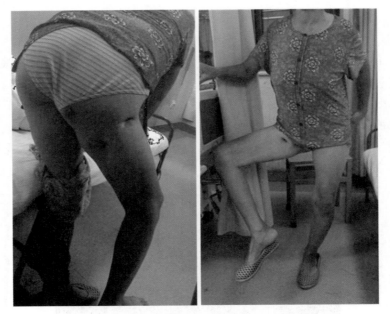

图 1.10　化脓性髋关节炎,大腿近端的窦道瘢痕

1.2.3　免疫系统疾病

自身免疫性疾病种类繁多,常见导致股骨近端畸形的疾病主要是类风湿性关节炎和强直性脊柱炎(ankylosing spondylitis, AS)。如强直性脊柱炎,它可累及骶髂关节、髋关节、脊柱及外周关节,导致受累关节的破坏,最后发展到融合致使活动度丧失,尤其是脊柱最为显著,故名强直性脊柱炎。大部分患者髋关节可出现纤维性或者骨性融合,骨盆往往出现旋后,也就是骶骨角水平,随着时间的推移,髋关节的活动度下降导致股骨近端出现适应性畸形(图 1.11)。发病越早,越影响生长发育,畸形越明显,如果外科手术干预不当,则可出现更为复杂的畸形。

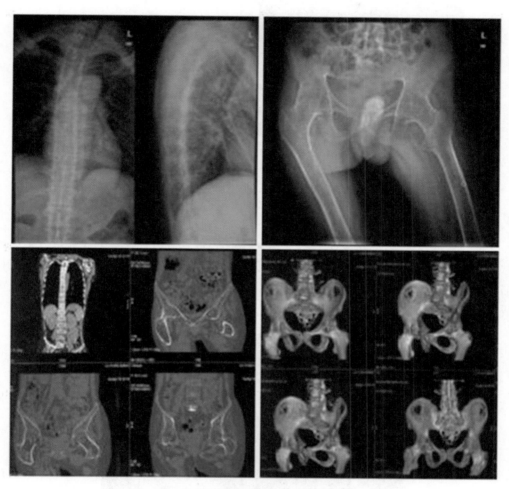

图 1.11　强直性脊柱继发双侧髋关节融合股骨近端畸形

1.2.4　代谢性骨病

代谢性骨病(metabolic osteopathy)是指机体因先天或后天性因素破坏或干扰了正常骨骼代谢和生化状态,骨生长代谢障碍,导致骨骼吸收、形成和矿化异常,造成骨质软化、骨质疏松、骨强度改变,从而导致骨骼形态改变,甚至出现骨折,股骨近端往往遗留内翻畸形等。常见疾病有软骨病(图 1.12)、佝偻病、Paget 病等。

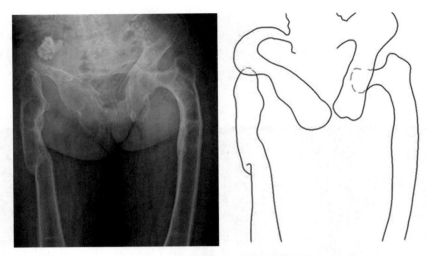

图 1.12　肾性佝偻病髋内翻等畸形

1.2.5　遗传性结缔组织异常造成的骨或软骨发育异常

　　这类疾病涉及面很广,主要是基因变异造成的骨、软骨或者韧带等的胶原成分生成出现异常,导致韧带松弛、骨脆性增加等。常见原因有成骨不全、软骨发育不良等,造成一系列的骨骼畸形,这类患者常合并其他系统的病变,如心脏、眼睛、神经系统和皮肤系统等;也可以由成骨细胞和破骨细胞的功能异常所致,如石骨症(图 1.13)等。

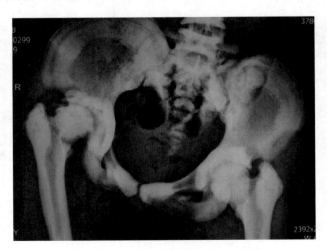

图 1.13　石骨症患者骨盆正位 X 线片

1.2.6　骨折畸形愈合、不愈合及内固定失效

　　各种类型的股骨近端骨折未经治疗、治疗不当或者治疗失效,均可能导致骨折畸形愈合、不愈合、继发成角及关节炎等(图 1.14~图 1.16)。

8

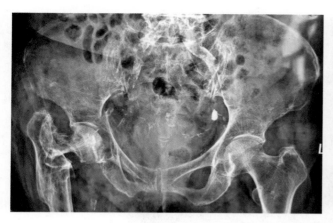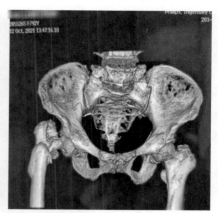

图 1.14　近端骨折,牵引治疗遗留股骨近端畸形

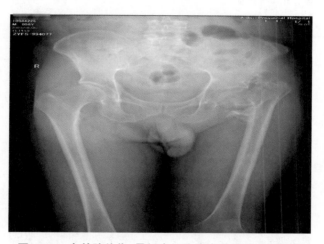

图 1.15　合并脑外伤,骨折未经治疗出现股骨近端畸形

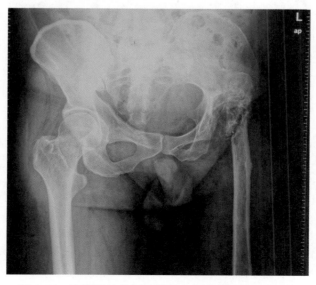

图 1.16　下肢延长术后骨折不愈合继发股骨近端畸形

1.2.7 截骨后残留畸形

股骨近端截骨术已广泛应用于临床,用于治疗髋关节发育不良(图1.17)、股骨颈骨折骨不连和畸形愈合、股骨头坏死、下肢不等长、股骨头骨骺滑脱等疾病,尽管能够修复或者改变髋关节的生物力学性状,缓解患者症状,但是相当一部分患者或残留股骨近端畸形(图1.18)。由于此类患者常常幼年即进行此类截骨手术,股骨近端畸形往往是复合畸形。

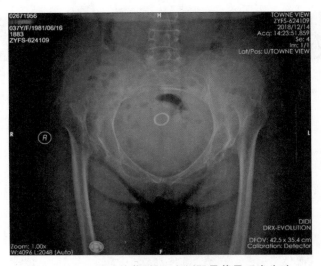

图1.17 双侧髋关节脱位,左侧股骨截骨手术失败

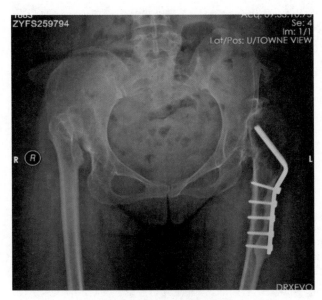

图1.18 股骨转子下截骨残留股骨近端畸形

1.3　股骨近端畸形的影响

股骨近端畸形对于进行人工关节置换的影响取决于畸形的部位、程度。影响髋关节置换手术的股骨近端畸形主要位于大转子、干骺端、股骨干。轻者会造成股骨柄位置不良，可能出现旋转中心、偏心距、外展力臂与肌张力的改变，影响股骨侧假体的长期稳定性；严重者股骨近端畸形会造成假体置入困难、假体髓腔匹配不良，股骨柄的初始稳定不能实现，甚至没有可用假体。畸形轻微者，其影响不大，可以忽略。

1.3.1　股骨大转子畸形的影响

股骨大转子的位置和形态是我们手术中关键的参考标志，除影响旋转中心、偏心距的恢复外，大转子畸形会造成手术显露困难、扩髓不便、假体穿出、假体位置异常等影响。我们看到的大转子畸形主要为悬挂型、骑跨型和高置型三种，低置型畸形很少见。

1. 悬挂型

悬挂型畸形是指大转子向外凸起，一般不影响假体的安置。轻度悬挂影响往往有限，但过度外悬会造成臀中肌的力臂太大，也可能出现大粗隆滑囊炎，手术时应予以纠正，除非患者年龄大，预期寿命不长。

2. 骑跨型

骑跨型畸形是指大粗隆向内翻，影响股骨近端开口和扩髓，易发生骨折或假体位置内翻或穿出，也可以造成假体型号选小。

3. 高置型

高置型畸形是指大粗隆向上移位，甚至与髂骨出现碰撞，导致臀中肌、臀小肌外展肌张力下降甚至失能。这种情况多见于髋关节翻修的患者，股骨柄下沉，导致大转子上移，手术中影响显露和假体的中位置入等。

其实我们也应该把大转子增生肥大看作一种畸形，它会导致术后关节撞击，增加髋关节脱位风险。

1.3.2　干骺端畸形的影响

干骺端畸形可有多种形式：内翻畸形、外翻畸形、前后方向成角畸形、髓腔形态和大小相应发生改变，大小改变可以扩大、缩小或者实变，多为混合型改变。干骺端畸形的危害是影响扩髓和假体的安置，易造成股骨近端的劈裂、股骨柄假体的内外翻或者穿出骨皮质等。对

11

于干骺端畸形,在术前规划中要注意立体评估,最基本的影像学检查是做股骨上段的正侧位摄片,特别是以前有手术或者外伤史者,建议使用CT的三维重建,甚至在条件允许的情况下打印模型来帮助评估畸形的影响和做出处理决策。

1.3.3 股骨干畸形的影响

股骨干的畸形包括扭曲、旋转、成角、髓腔的扩大、髓腔狭窄和封闭。相应的股骨干皮质会因应力改变出现变薄或增厚。畸形的髓腔会导致扩髓出现困难,特别是髓腔缩小畸形的患者,不能正常扩髓,而成角畸形患者,往往出现假体不能中位置入,导致下肢力线偏离,使得股骨柄置入后的长期稳定受到影响,或造成假体穿出,尤其是全髋关节翻修病例的增加,此类畸形会导致术中股骨骨折的发生率上升和常规假体不能使用等。股骨干畸形也包括股骨干骨性长度的改变,可以短缩,多为青少年感染造成的骨生长阻滞所致;也可以变长,如儿童时期股骨近端骨折,特别是接受手术治疗后,常常可以有肢体长度异常。临床常见的是髋关节发育性脱位造成的代偿性股骨延长。

实际上,上述畸形往往不是单一存在的,多是一种以上混合性畸形,而且其周围软组织结构甚至软组织张力也相应地发生改变。

参 考 文 献

[1] Papagelopoulos P J, Trousdale R T, Lewallen D G. Total hip arthroplasty with femoral osteotomy for proximal femoral deformity[J]. Clinical Orthopaedics, 1996(332): 151-162.

[2] MacKenzie J R, Kelley S S, Johnston R C. Total hip replacement for coxarthrosis secondary to congenital dysplasia and dislocation of the hip long-term results[J]. The Journal of Bone and Joint Surgery (American volume), 1996, 78(1): 55-61.

[3] Serrano J, Verdú J, Martínez A, et al. Reversible hyperparathyroid metabolic osteopathy secondary to parathyroid carcinoma[J]. Revista Espanola de Medicina Nuclear, 1998, 17(1): 35-39.

[4] Berry D J. Total hip arthroplasty in patients with proximal femoral deformity[J]. Clinical Orthopaedics and Related Research, 1999(369): 262-272.

[5] 李超雄,李炜明,李坚,等.股骨近端形态改变在全髋关节置换术中的策划和处理[J].中华损伤与修复杂志(电子版),2008,3(5):625-631.

[6] 李锋,田华,张克,等.人工全髋关节置换中合并股骨近端畸形的股骨侧重建[J].中国修复重建外科杂志,2011,25(10):1188-1191.

[7] 严亮,夏军,黄钢勇,等.成人髋关节发育不良患者股骨近端的解剖形态学特征[D].上海:复旦大学,2013.

[8] 李国远,尚希福,贺瑞,等.全髋关节置换术治疗化脓性髋关节炎后遗关节畸形的临床研究[J].中国骨与关节损伤杂志,2014,29(10):972-974.

[9] 颜则行,孙水,宋泽众,等.强直性脊柱炎髋关节非功能位骨性强直的人工全髋关节置换[J].中国矫形外科杂志,2016,24(7):623-626.

[10] Hazem A H, Sreebala C M S, Matthew J H, et al. Achievement of primary stability using 3D-CT

guided custom design femoral stems in patients with proximal femoral deformity：EBRA-FCA analysis[J]. Acta Orthopaedica Belgica，2017，83(4)：617-623.

[11] Lange A E，Lange J，Ittermann Till，et al. Population-based study of the incidence of congenital hip dysplasia in preterm infants from the Survey of Neonates in Pomerania (SNiP)[J]. BMC pediatrics，2017，17(1)：1186-1189.

[12] Georgios S，Anna H，Elke R，et al. Tuberculous coxitis with trochanteric bursitis manifesting a year after immigration to Germany：a case report[J]. Journal of Medical Case Reports，2018，12(1)：332-335.

[13] 朱晨,尚希福,孔荣,等.改良股骨大转子滑移截骨术治疗初次全髋关节置换股骨近端严重畸形[J].中国矫形外科杂志,2018,26(17):1537-1543.

[14] 戴东华,赵劲民,廖世杰,等.股骨近端内翻截骨联合 Salter 截骨术治疗 Perthes 病的早期疗效评价[J].中国骨与关节损伤杂志,2018,33(2):113-116.

[15] 甄平,李旭升,刘军,等.股骨近端弯曲畸形采用股骨截骨联合组配式生物柄假体的全髋关节置换术[J].中华骨与关节外科杂志,2019,12(1):13-17.

[16] 许少策,王诗尧,李康,等.成人型石骨症一例报道并文献复习[J].中国全科医学,2019,22(2):238-242.

[17] Deng X W，Liu J，Qu T，et al. Total hip arthroplasty with femoral osteotomy and modular prosthesis for proximal femoral deformity[J]. Journal of Orthopaedic Surgery and Research，2019，14(1)：282-287.

[18] 曾羿,钟航,尹诗九,等.化脓性髋关节炎患者治愈后继发重度骨关节炎合并髋关节强直畸形的全髋关节置换的疗效分析[J].中国骨与关节杂志,2019,8(12):908-913.

[19] Zhang C，Hu T，Xiu L S，et al. Use of ultra-deep sequencing in a patient with tuberculous coxitis shows its limitations in extrapulmonary tuberculosis diagnostics：A case report[J]. Infection and Drug Resistance，2019(12)：3739-3743.

[20] Liu M，Huang Y K，Huang Z P，et al. The role of fibrinogen to albumin ratio in ankylosing spondylitis：Correlation with disease activity[J]. Clinica Chimica Acta，2020(505)：136-140.

[21] Aksu C，Cesur S，Kuş A. Pericapsular nerve group (PENG) block for postoperative analgesia after open reduction of pediatric congenital dysplasia of the hip[J]. Journal of Clinical Anesthesia，2020(61)：109675.

13

第2章
股骨近端畸形的伴随改变

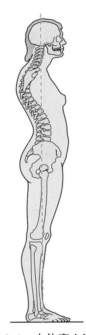

图 2.1　人体直立姿势

　　人在进化过程中,从爬行到直立,上肢、脊柱、骨盆和下肢的功能随之发生适应性改变,这种功能变化也伴随有与之相适应的结构改变,如脊柱从出生时的"C"形,逐步过渡到成人的颈椎、腰椎前凸和胸椎、骶椎后凸,从而维持人体的直立姿势(图 2.1)。股骨近端畸形的患者,局部的骨骼畸形伴随相应的功能改变,人体会出现与之相适应的功能和结构平衡。适应的方式和程度与股骨近端畸形的原因、方式、程度、是否接受过治疗干预和畸形存在的时间长短等因素相关,起病时间较为重要,尤其是在生长发育期内起病者。程度越重,变化越明显,开始是功能性改变,随着时间的延长,逐渐出现结构性改变。这种改变包括与畸形连接的股骨近端的其余部分(头颈部)、髋臼、同侧髋骨、整个骨盆、脊柱和畸形下方负重骨、关节,特别是膝关节的适应性改变;对侧髋关节也会出现适应性改变。适应性改变不单表现在骨骼系统,还会发生在相关软组织上,如韧带、关节囊、肌肉、肌腱以及神经血管组织。软组织的改变实际上早于骨骼的改变。下面简单介绍与手术矫正相关的骨与软组织畸形。了解这些对于疾病的治疗目的、治疗时机、手术内容、术后康复和预后的判断很有帮助。

2.1　脊柱、骨盆和下肢三者之间的运动关系

　　了解脊柱、骨盆和下肢三者之间的运动关系是理解继发性畸形产生的基础,人体直立后,上肢功能以灵活性为主,下肢的功能主要以稳定负重为主。在我们正常的人体活动中,脊柱、骨盆、髋关节的活动相互协调有序,任何一个部位的活动改变都会影响其他部位的活动。伴有股骨近端畸形的任何髋关节病变都会以不同方式影响骨盆、脊柱的活动,向下也会引起同侧甚至对侧膝关节的活动,尤其是先天性髋臼发育不良高位脱位的患者下肢不等长,会出现代偿性骨盆倾斜、骨盆旋转、脊柱侧弯及下肢负荷不对称,从而引起腰椎、髋关节、膝关节的退变,甚至双侧肩部的不对称(图 2.2),一旦下肢长度平衡,姿势也就随之改善(图 2.3),改善所需时间、能否彻底恢复取决于继发性改变的程度和年龄。双侧脱位者,下

肢相对长度一致,脊柱侧弯和膝关节改变很小。当然,腰部脊柱前突和患者骨盆的旋转相适应(图 2.4)。

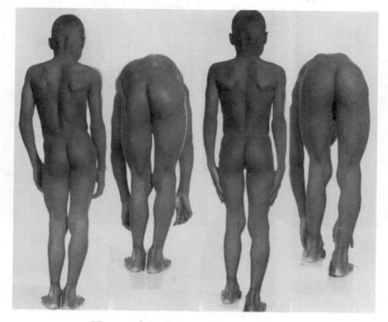

图 2.2　高位脱位,下肢不等长继发改变

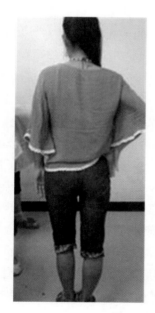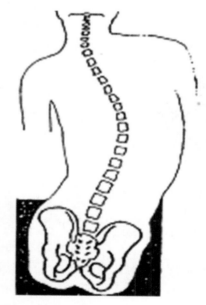

图 2.3　肢体不等长纠正,姿势改变

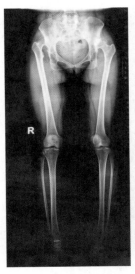
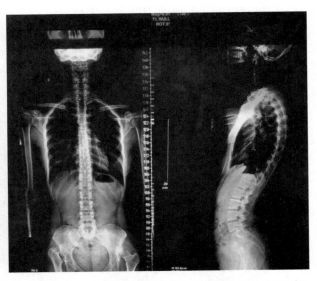

图 2.4　双侧髋关节脱位,下肢相对长度一致,继发变化不明显(膝外翻和脊柱轻侧弯)

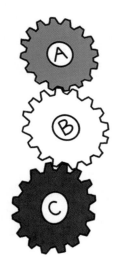

图 2.5　脊柱-骨盆-髋关节的运动关系密切相关

(A 代表脊柱,B 代表骨盆,C 代表髋关节)

在临床工作中会发现,髋臼发育不良患者比普通人群有较高的腰痛和坐骨神经痛的发生率,但髋臼发育不良的诊断在门诊患者中时常被忽视,甚至长期被误诊误治,如被当作腰椎疾病来治疗,岂不知这是髋关节半脱位造成的脊柱改变。Parvizi 等人报道髋关节炎的患者几乎一半有下腰痛,腰痛的发生率与髋关节畸形呈正相关。骨盆可以被看作脊柱的一个椎体功能单位,正常状态下,直立人体的矢状位平衡是由中枢神经系统控制,周围神经感受器协调脊柱、骨盆和髋关节三者之间运动和姿势平衡的结果。三者共同的关系可以看作一组齿轮,任何一个部位出问题,都可能影响整体的组合运动(图 2.5)。

Offierski 和 MacNab 在 1983 年提出了髋关节脊柱综合征(hip spine syndrome)的概念,髋关节的结构异常会伴随相应的脊柱改变。我们在临床上发现髋关节骨性关节炎的患者骶骨倾斜明显、腰椎前凸增大、腰椎管狭、腰椎不稳甚至滑脱。同样,下腰椎做过融合的患者,髋关节置换手术后的脱位率较高。髋臼发育不良的患者,为了改善髋关节的覆盖,骨盆会增加旋前,导致骶骨角增加,人体为了保证直立体位,一定会增加腰椎前突代偿,继而腰椎的小关节出现应力增加,发生小关节骨性关节炎、脊柱退变性滑脱。

对于生物力学系统而言,膝关节、髋关节和腰椎三者构成一个生物力学的整体(图 2.6),三者之间关系密切,互相影响,Steindler 等将此定义为闭合动力环,骨与关节的动力学活动影响着压应力、牵张力以及剪切力的分布,相互作用、协调而平衡,能够使力学负荷有效分散,而肌肉失衡、姿势异常或者骨骼畸形等常会诱发甚至加重骨与关节的病变。故股骨近端畸形引发的下肢生物力学改变会继发腰椎及膝关节的相应改变。

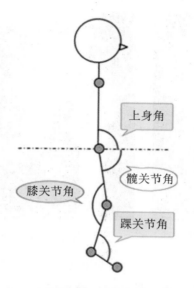

图 2.6   人体矢状面下肢关节角度示意图

2.2   伴随的骨性改变

股骨近端畸形引起的下肢不等长,会出现功能性脊柱侧弯、骨盆倾斜、骨盆旋转及下肢不对称负荷,从而引起腰椎、髋关节及膝关节的功能性代偿以致结构性变化,加速退变。

2.2.1   髋部表现

以髋臼改变为主,既可以是原发性改变,也可以是继发性变化,多是继发性变化。原发病变如化脓性髋关节炎或者髂骨骨髓炎造成的继发性化脓性髋关节炎,髋臼侧骨骼被破坏,髋臼可以有不同形式的破坏变形(图 2.7),不同程度的骨质缺损,甚至没有髋臼存在,造成脱位,也可以出现髋关节融合。创伤性后遗症,如由髋臼骨折或者骨盆骨折等原因引起,可造成髋臼位置、形状和方向发生改变。对于这类患者,现在可以利用三维 CT 的重建技术,在术前予以明确,甚至利用 3D 打印技术,打印出模型,在术前就了解手术部位的畸形,方便手术判断和重建。继发性变化主要是髋臼侧的适应性改变。正常情况下髋关节的生长发育需要股骨头和髋臼关系正常,而髋关节发育不良的患者,在发育过程中失去正常状态下股骨头对髋臼的压力刺激,致使髋臼侧的形状、骨量、方向、大小等都会随之发生变化,病变程度不同,应力改变亦不相同,结果也就不同。轻者为发育不良,髋臼变浅、前倾角增大;髋关节半脱位者,真性髋臼上缘变成假臼的一部分,真臼深度较浅,前后径较小,前倾角较大;完全脱位的病例,真臼为前后柱组成的三角形(图 2.8),因为没有股骨头的刺激,前后柱很直,前倾角大、髋臼内充满肥厚的脂肪组织。

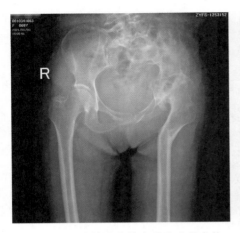

图 2.7 化脓性髋关节炎后遗头臼变化

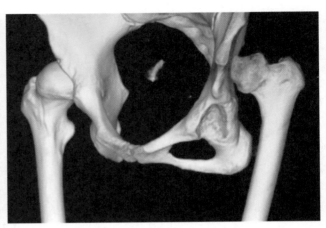

图 2.8 髋关节高位脱位，真臼呈三角形

如果股骨头能和髂骨紧贴，持续的压力就可以造成一个假臼。不但髋臼出现发育不良的改变，同侧的髂骨、坐骨和耻骨亦会因接受不到正常的刺激出现体积缩小、骨量的下降(图2.9)和旋转畸形(图 2.10)，特别是髂骨的旋转畸形会导致髋关节置换时髋臼前倾角的改变，此种情况往往不被重视，导致患者术后出现人工髋关节的不稳定、脱位。髂前下棘也会因股直肌的异常牵拉出现肥大(图 2.11)，如果手术时不给予相应处理，会导致术后髋关节屈曲位撞击发生脱位，甚至会反复脱位。

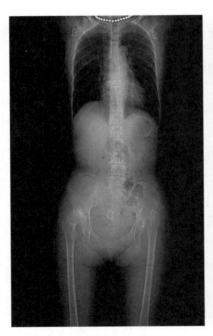

图 2.9 双侧脱位，一侧假关节

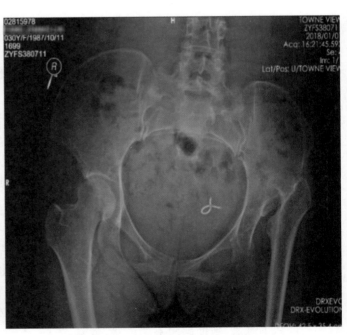

图 2.10 单侧脱位，髂骨变化更明显

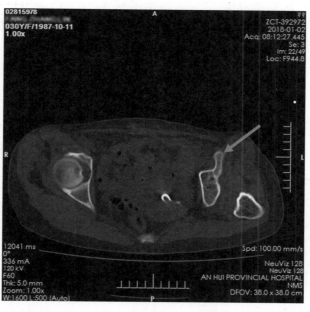

图 2.11　髋关节脱位,髂前下棘肥大(红色箭头所指)可致术后髋关节撞击脱位

2.2.2　脊柱改变

脊柱-骨盆-下肢矢状面平衡的代偿机制比较复杂,因下肢畸形引起的屈髋屈膝改变了正常的下肢力线,为了恢复矢状位的平衡,可通过骨盆后旋、降低腰椎前凸、过伸胸腰椎以及降低胸椎后凸来取得代偿。其代偿过程为:① 骨盆后倾加重;② 通过骶骨与第 5 腰椎的作用使腰椎前凸减小。髋关节脱位患者,骨盆旋前,骶骨角增加,通过腰骶关节使腰椎出现代偿性前突(图 2.12)。代偿过程中,由于力学改变,活动部位的应力增加或改变,腰椎的椎间

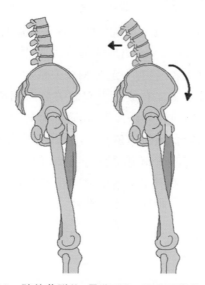

图 2.12　髋关节脱位,骨盆后倾,导致腰椎前突增加

盘、小关节退变出现不稳甚至滑脱。当然,腰椎退变、腰椎前凸丢失也可造成髋关节退变。过程如下:腰腿退变导致腰椎前凸变小,致使躯干前倾,向上胸椎后凸势必减小来平衡躯干前倾,胸后凸的减小则能使躯干后仰,从而起到代偿作用;向下通过第5腰椎与骶骨的作用,使骨盆后倾,从而达到代偿(图 2.13);骨盆长期后倾即旋后的影响是造成髋关节过伸、膝反曲等代偿,这在严重脊柱退变时出现。

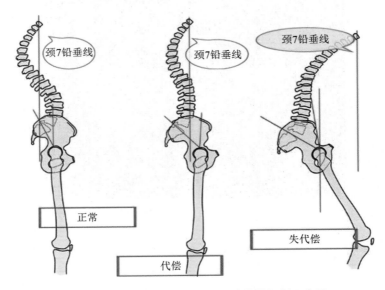

图 2.13 脊柱-骨盆矢状面平衡的代偿机制示意图

2.2.3 膝关节改变

股骨近端畸形出现膝关节的改变,可以是膝关节外翻、外旋,股骨外旋,胫骨内旋等(图 2.14),最为明显的例子是髋关节融合,关节活动度差,会出现明显的膝外翻畸形,甚至外旋(图 2.15)。高位脱位的髋臼发育不良按照脱位的股骨头和髂骨的关系分为假关节型和非关节型两种,非关节型的高位脱位甚至不会出现膝关节改变(图 2.16),假关节型高脱的患者膝外翻要早于非关节型高位脱位患者,且有一定正相关关系,这与骨盆旋转导致的下肢负重有一定关系。原因是股骨近端畸形多伴有或者引起髋关节内翻畸形(或外翻畸形),下肢力线的改变会代偿性地导致膝关节适应性外翻畸形,出现髌骨轨迹异常,加速膝关节的退变。另外,股骨近端的旋转力线改变,股骨颈前倾角改变,会出现下肢代偿性的内旋或者外旋,进而出现膝关节的扭转改变。如股骨颈前倾角增加,会引起下肢代偿性内旋,早期表现为内八字走路,随着时间的延长,将出现小腿外旋代偿改变,进而影响髌骨关节的轨迹,出现髌骨不稳。所以,在临床上,对于青少年的髌骨关节异常者,不要忘记检查髋关节功能。

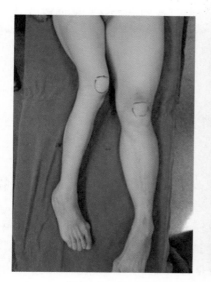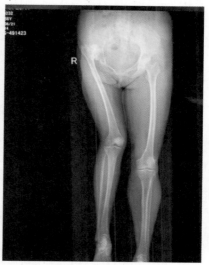

图 2.14　假关节型高位髋关节脱位患者膝关节外翻改变

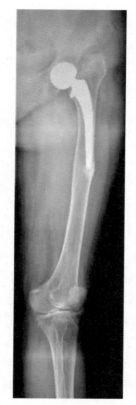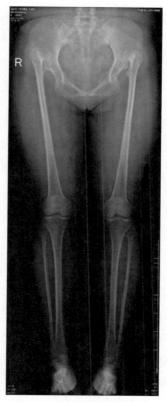

图 2.15　髋关节活动障碍引起　　　　图 2.16　非关节型高位脱位患者　　　膝关节旋转改变　　　　　　　　　　膝关节改变不明显

　　综上所述，人体分为头、躯干、骨盆及下肢，可将它们看作一个整体，人体在站立时需要通过调整各个脊柱节段及髋、膝等关节配合肌肉、韧带等软组织使躯体以最小的能量消耗保持力学平衡的状态。当局部发生变化时,则需要通过调整其他节段,从而改变其力线并重新建立平衡状态,使得其他节段出现相应的力学改变,这加速了退变的发生,从而出现相应的临床症状。

2.3 股骨近端畸形合并的软组织改变

股骨近端骨性畸形势必伴有相应的软组织改变,这种改变可以是造成骨骼畸形的原因(原发性),也可以是骨骼畸形带来的继发性改变(适应性),后期则是混合存在。在临床上,影像学检查显示的骨骼畸形往往给我们印象较深,而软组织畸形常常不被重视,甚至常常被忽视。固然,骨骼畸形的部位、形式和程度会给我们手术造成困难,与之有关联的软组织如肌肉的解剖形态、走向、功能状态、血管神经是否失能、韧带筋膜甚至关节囊的挛缩情况等,也是影响手术难度尤其是手术入路和软组平衡的重要原因,最终影响术后效果。因此,不能忽视对骨骼畸形相伴随的相应软组织改变的了解。

软组织改变主要是髋关节周围的关节囊、韧带、肌肉、筋膜和神经血管组织等的改变。不同的骨骼畸形,伴随的软组织变化亦各有不同,可有延长或挛缩;可有代偿性肥大,也可有失用性萎缩;可有瘢痕大量增生或者骨化;可有关节囊增生肥厚;可有盂唇增生、撕裂以及周围血管神经短缩,等等。当然,软组织畸形也包括位置的改变,如先天性髋关节发育不良高位脱位的患者,髋关节周围肌肉的位置会发生系列改变,特别是血管和神经位置的变化,这在手术时一定要予以注意,否则,将会造成严重的副损伤。本节以常见疾病为例来简述股骨近端畸形的软组织改变,读者可以以此触类旁通。常见原因主要有髋关节发育不良、感染性疾病、免疫系统疾病及其他疾病继发软组织改变等。

2.3.1 髋关节发育不良

髋臼发育不良的软组织改变,主要是关节脱位造成的适应性改变。

(1)髋臼发育不良程度轻,髋关节无明显脱位时,仅表现为股骨近端可以见到前倾角大,髋外翻等,但程度较轻。关节盂唇较正常人明显肥厚,这类患者通常情况下容易出现盂唇撕裂,发作时或者急性期,患者活动髋关节出现撕裂样疼痛,导致上下车或者上下床都很困难。髋关节周围软组织可无明显变化,尤其是肌肉改变不明显。

(2)髋关节半脱位状态时,关节囊肥厚,但拉长不明显,关节盂唇常常出现代偿性肥厚,有时肥大非常明显,肥厚的关节盂唇可嵌入关节内,盂唇退化早,甚至钙化,时常出现撕裂,导致髋关节绞锁或者撕裂样疼痛。股骨头圆韧带可因股骨头上移被拉长,肥大明显;也可以出现断裂萎缩,在手术时不能单纯以圆韧带作为寻找真性髋臼标志。肌肉改变不明显。

(3)当股骨头完全脱位时,髋关节周围的软组织将发生结构性改变和位置改变,特别是肌肉、关节囊和周围的血管神经。上方关节囊明显增厚并随股骨头脱位上移而延长,下方的关节囊同样增厚、肥大延长,下方关节囊被上移的髂腰肌肌腱在真臼偏上位置压迫成砂钟样

（图 2.17），大转子向上向后移位，使臀中肌的附着点因脱位而上移，同时骨盆旋前导致臀中肌变成水平方向。前方肌肉根据和股骨近端的关系出现不同改变，缝匠肌、股直肌出现短缩，股内侧肌、股中间肌和股外侧肌出现和股骨干长度相应的变化，一般长度变化不大；髂腰肌根据脱位的程度出现不同的改变，低位脱位者往往是短缩，高位脱位者多是延长。延长的髂腰肌肌腱及其肌腹体积往往肥厚，部分也可以出现萎缩（图 2.18、图 2.19）。

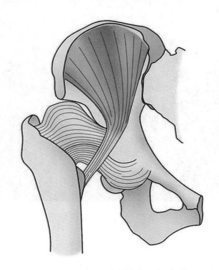

图 2.17　关节囊被髂腰肌肌腱压迫成砂钟状

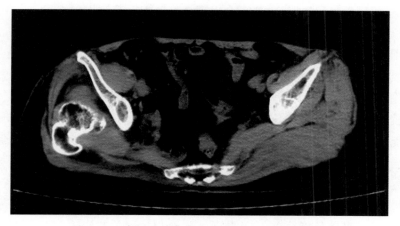

图 2.18　右侧髋关节脱位，髂肌肥大，梨状肌萎缩

　　我们发现关节型高位脱位患者，其髂腰肌往往是萎缩的，可能与此类患者髂腰肌功能不能发挥或者废用有关；内收肌肌群改变是不同程度的短缩变化；外侧肌群，除臀中肌外，阔筋膜张肌、臀大肌会出现短缩，阔筋膜张肌和臀大肌共同延续的髂胫束也会出现挛缩，致使膝关节外翻畸形，同时胫骨可出现不同程度的外旋，髂胫束的挛缩将造成手术时的肢体长度平衡和关节复位困难。臀中肌如前所述，位置会随大粗隆的上移、后移出现相应的变化，脱位越高，位置越水平。臀小肌除随股骨头上移外，更重要的变化是股骨头上移对其结构完整的破坏，出现臀小肌在臀下线与髂骨附着部出现剥离。外旋肌群的变化随股骨头的上移而不

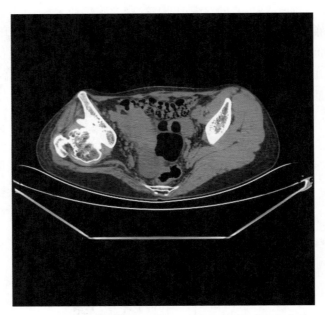

图 2.19　右侧髋关节高位脱位,梨状肌萎缩,髂腰肌萎缩

同,梨状肌体积缩小,长度短缩,其余外旋肌肉往往被延长,特别是闭孔外肌尤为明显,个别患者闭孔外肌的肌腱和后方关节囊粘连。这与我们在手术重建后方软组织袖时的发现是一致的。后方的腘绳肌群出现不同程度的短缩,这对手术时保护坐骨神经有一定积极意义,只要腘绳肌完整、不延长,坐骨神经一般不会出现损伤。髋关节周围的血管神经相对短缩。软组织除出现长短改变外,位置也会随着股骨头的上移发生改变。

下面介绍髋臼发育不良手术失败病例的软组织改变。患者一般原先接受过保髋手术,各种原因造成手术效果不理想,需要接受关节置换。这些患者的软组织改变更为复杂,有时无规律性。除受脱位畸形影响外,还受原手术入路、手术方法、术者技术等的影响。保髋手术后路用得较少,尤其是高位脱位的髋关节发育不良患者,大多使用 Smith-Pertersen 入路。前方入路可能会有旋股外侧血管的升支被扎,在再次手术时,如果使用前路,旋股外侧血管的升支将不会出现,要予以注意。以前由于技术交流不像现在方便,切口多不规范,特别是重建的肌肉附着点混乱,股直肌甚至和缝匠肌一起被缝在髂前上棘上。也有个别专家对髋臼发育不良患者实行保髋手术,使用"U"形切口(图 2.20),这种切口容易造成臀中肌的粘连改变或瘢痕化,导致肢体长度短缩,在再次手术时会出现髋关节旋转中心恢复困难。

2.3.2　感染性疾病

化脓性髋关节炎是导致股骨近端畸形最常见的感染性疾病,实际上儿童期的化脓性髋关节炎,部分就是股骨上段骨髓炎发展而来。化脓性髋关节炎其病理过程可分为三期:① 浆液性渗出期,滑膜充血、水肿;② 浆液纤维素性渗出期,出现不同程度的关节软骨损毁;③ 脓性渗出期,细菌释放的各种酶等破坏关节软骨,引起软骨下感染及骨坏死,剥脱的软骨碎片和骨碎片浮动于关节腔内,刺激滑膜渗出,加速关节囊的纤维化和瘢痕形成。化

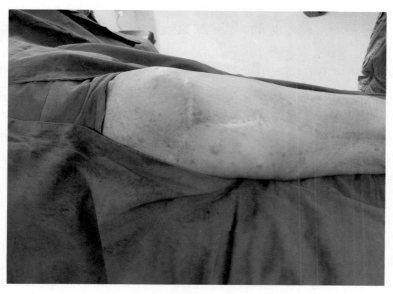

图 2.20　保髋手术使用的"U"形切口

脓性髋关节炎如果不能在浆液性渗出期得到有效、及时的治疗,后遗症往往很严重。软组织畸形除大量的瘢痕组织外,还有广泛粘连存在,这些粘连可以是炎性组织脓肿愈合时遗留的,也可以是窦道瘢痕,还可以是原先手术后遗留的,可伴随骨性畸形,如髋关节病理性脱位,髋关节强直出现相应的改变。贴骨瘢痕往往预示着瘢痕广泛。如果病变时间过长,软组织尤其是肌肉组织除瘢痕粘连、瘢痕化外,还会出现体积大小、路径的改变,更多的是失用性萎缩,甚至会出现不同程度的脂肪化。这些变性的肌肉弹性差、脆弱,手术时要予以保护,不能为了表面上的微创采用小切口,否则容易因切口小,肌肉承载张力过大,造成肌肉在手术时被损伤,即使保护完好,术后也要给予相当长时间的锻炼,就是使休眠的肌肉苏醒、活动,重新发挥功能并逐渐加强,这要和患者及其家属在术前谈话中说明,否则术后早期易被认为恢复不理想。

2.3.3　免疫系统疾病

这类患者多是炎性关节病的局部表现,强直性脊柱炎、类风湿性关节炎是最常见的导致股骨近端畸形的免疫系统疾病。强直性脊柱炎与类风湿性关节炎早期的病理特征很相似,都以增殖性肉芽组织为特点的滑膜炎开始。早期可见滑膜增厚,绒毛形成,浆细胞和淋巴细胞浸润。与类风湿性关节炎不同的是,在附近骨质中也可发生与滑膜病变无联系的慢性炎症病灶。强直性脊柱炎的肉芽组织既破坏骨松质,又向韧带、肌腱或关节囊内蔓延。在组织修复过程中,骨质生成过多、过盛,新生的骨组织不但填补松质骨缺损处,还向附近的韧带、肌腱或关节囊内延伸,形成韧带骨化,关节囊和韧带骨化十分突出,因而最后容易发生骨性强直,多是非功能位的融合。股骨近端畸形多是继发性改变,畸形的类型和形式与髋关节融合位置、单侧病变还是双侧病变、膝关节是否同时发病有关。

2.3.4　其他疾病继发的软组织改变

脊髓灰质炎患者髋关节软组织病变包括髂胫束挛缩、臀大肌和臀中肌麻痹。脑瘫患者髋关节畸形包括屈曲畸形、内收畸形、内旋畸形、髋关节脱位。其中,屈曲畸形 20°～45°主要是髂腰肌挛缩,屈曲超过 45°时除髂腰肌外,还会有耻骨肌、缝匠肌、股直肌、阔筋膜张肌、臀中肌挛缩,以及前侧关节囊挛缩;内收畸形通常由于内收肌挛缩导致;内旋畸形主要由腘绳肌和内收肌挛缩导致;髋关节脱位多由于内收肌过度痉挛或挛缩导致。不管是脊髓灰质炎后遗症还是脑瘫患者,软组织变化都是张力不平衡所致。

参 考 文 献

[1]　Offierski C M, MacNab I. Hip-spine syndrome[J]. Spine, 1983, 11(3): 316-321.

[2]　Jackson R P, McManus A C. Radiographic analysis of sagittal plane alignment and balance in standing volunteers and patients with low back pain matched for age, sex, and size. A prospective controlled clinical study[J]. Spine, 1994, 19(14): 1611-1618.

[3]　Matsuyama Y, Hasegawa Y, Yoshihara H, et al. Hip-spine syndrome: total sagittal alignment of the spine and clinical symptoms in patients with bilateral congenital hip dislocation[J]. Spine, 2004, 29(21): 2432-2437.

[4]　Barrey C, Jund J, Noseda O, et al. Sagittal balance of the pelvis-spine complex and lumbar degenerative diseases. A comparative study about 85 cases[J]. European Spine Journal, 2007, 16(9): 1459-1467.

[5]　Okuda T, Fujita T, Kaneuji A, et al. Stage-specific sagittal spinopelvic alignment changes in osteoarthritis of the hip secondary to developmental hip dysplasia[J]. Spine, 2007, 32(26): 816-819.

[6]　Van Dillen L R, Bloom N J, Gombatto S P, et al. Hip rotation of motion in people with and without low back pain who participate in rotation-related sports[J]. Phys Ther Sport, 2008, 9(2): 72-81.

[7]　Okuda T, Fujita T, Kaneuji A, et al. Incidence of spondylolisthesis and degenerative scoliosis of the lumbar spine in patients with terminal stage hip osteoarthritis[J]. J Spine Res, 2010(1): 1964-1967.

[8]　Parvizi J, Pour A E, Hillibrand A, et al. Back pain and total hip arthroplasty: a prospective natural history study[J]. Clin Orthop, 2010, 468(5): 1325-1330.

[9]　王亮,盛茂,张闽,等. 儿童发育性髋关节脱位 MRI 表现与病理对照研究[J].放射学实践,2015, 30(3):282-285.

[10]　Tanaka S, Matsumoto S, Fujii K, et al. Factors related to low back pain in patients with hip osteoarthritis[J]. J Back Musculoskelet Rehabil, 2015, 28(2): 409-414.

[11]　Hansen B B, Bendix T, Grindsted J, et al. Effect of lumbar disc degeneration and lowback pain on the lumbar lordosis in supine and standing: a cross-sectional MRI study[J]. Spine, 2015, 40(21): 1690-1696.

[12]　Zeng W N, Liu J L, Jia X L, et al. Midterm results of total hip arthroplasty in patients with high hip dislocation after suppurative hip arthritis[J]. J Arthroplasty, 2018, 34(1): 102-107.

[13]　曾羿,钟航,尹诗九,等.化脓性髋关节炎患者治愈后继发重度骨关节炎合并髋关节强直畸形的全髋

关节置换的疗效分析[J]. 中国骨与关节杂志,2019,8(12):908-913.

[14]　丁一,杨晋才.脊柱-骨盆相关参数应用在矢状位平衡中的研究进展[J].实用骨科杂志,2019,25(1):51-54.

[15]　刘建荣.MR、CT 检查对强直性脊柱炎髋关节病变的诊断价值比较研究[J].影像研究与医学应用,2020,4(1):68-69.

[16]　史黎晗,易敏,罗月,等.全髋关节置换术治疗脊髓灰质炎后遗髋关节疾病[J].中国矫形外科杂志,2020,28(5):471-473.

第3章

股骨近端畸形的处理

在对股骨近端畸形的患者进行髋关节置换手术时,不管是初始置换还是翻修,我们不会对髋臼侧进行特殊处理来适应股骨近端畸形,这样削足适履的方法可能使困难变得更大,而遗留股骨近端畸形不处理,一方面影响假体的初始稳定,进而影响长期稳定;另一方面畸形的骨骼和伴随的软组织变化会影响术后效果,尤其是步态和关节活动度等。处理的焦点在畸形部位即股骨部分。根据处理的时机和方式不同,畸形矫正方法也有多种,这里分别介绍。

3.1 股骨近端畸形矫正的处理方案

畸形的处理方案理论上有两种:一种是一期手术矫正畸形,同时完成髋关节置换术或者翻修术;另一种是分期手术,也就是先对畸形进行矫正,等手术造成的截骨愈合后再择期进行二次髋关节置换术或翻修术。后者是医生和患者均不愿意采用的方法,原因一是耗时费钱,截骨矫形需要内固定,增加患者和政府负担,内固定器材的二次手术取出也会增加手术的风险,如再骨折、感染等并发症的概率增加等;二是有更严重的不足之处——软组织反复受到手术干扰,会出现粘连加重,功能容易丧失,也影响手术显露和功能康复,手术难度也并未减小,甚至会增加,比如截骨愈合后内骨痂会导致髓腔封闭,导致扩髓困难,副损伤增加,也可能出现术中骨折,假体位置不良等;三是增加麻醉次数和风险。因此,一期矫正畸形和假体置换或翻修是目前主要选择的方式。

3.2 股骨近端畸形的处理方式

股骨近端畸形的处理方式有四种:

一是保留畸形。这种情况是畸形轻微或者位置特殊,通过选择合适的假体能完成关节置换,畸形不影响手术过程。髋臼发育不良骨性关节炎全髋关节置换手术就属于此类。如我们可以利用表面假体或短柄假体(图 3.1)甚至标准假体(图 3.2)完成手术,畸形予以忽略。如果股骨近端畸形涉及下肢旋转或者长短需要纠正,这种情况假体的使用将会受到限制,而且表面置换假体的使用逐渐减少,导致市场供应减少。不可否认,保留畸形、忽略畸形可使手术简单化,但不能影响手术效果,这是根本原则。

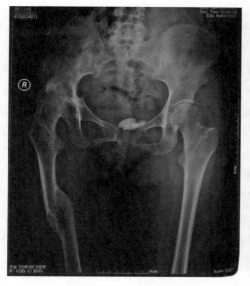
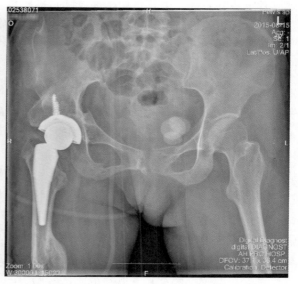

图 3.1 股骨近端骨折畸形愈合合并同侧髋关节融合,短柄全髋关节置换

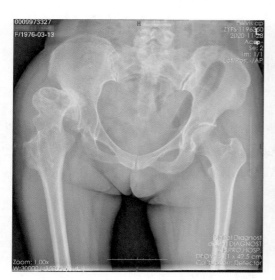
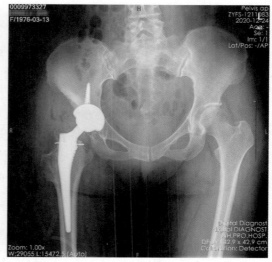

图 3.2 标准假体置换

29

二是适当向畸形妥协。若畸形较轻,可让假体适应骨骼的轻度畸形,实现假体稳定固定。实现的方式有特殊假体、定制型假体和骨水泥固定型假体等。最为常用的特殊假体是组配式假体,如强生公司的 S-ROM 假体,现在国内许多公司也有相似的产品供应,可以调节肢体长度、前倾角及偏距等。定制型假体,即根据畸形定制与之相匹配的假体和配套工具。定制型假体和工具在 3D 打印技术较为发达的今天已经不再困难,也可以很容易实现,但临床上使用起来并不是件容易的事。有时候针对畸形轻微的患者,我们也可以使用骨水泥固定型假体,降低假体尺寸,以较小尺寸的假体忽略畸形的存在,实际上也是向畸形妥协的一

种方式。

三是在矫正畸形的基础上，使用特殊假体。这实际上是个折中方案，需要特殊的关节假体或者定制的假体。因其费用增加、耗时，推广也受到限制。

四是矫正畸形，使用通用市售假体。这是最为经济、最有利于患者的方式。

这四种处理办法中，前两种方法解决股骨近端畸形的应用范围很小，不能矫正畸形，使用范围有限，实际上畸形不单是局部骨性畸形，还伴有其他骨骼和软组织改变，影响术后效果特别是长期效果，矫正畸形更有利于患者功能的恢复和长期效果。大部分患者的股骨近端畸形严重，手术具有一定的挑战性，困难在于显露，术中易出现股骨干骺端骨折、假体位置不良甚至穿出、骨性撞击致髋关节不稳脱位等，必须对畸形进行截骨矫正——尽可能保留自体骨骼结构，做到骨骼与假体的适配和压配，并获得良好的对线和对位；对近端骨缺损多的病例，若近端固定不能满足初始假体需求，可采用翻修的策略，选择远端固定锥型柄。

如上所述，股骨近端畸形可由多种原因引起，如先天性髋关节发育不良、代谢性骨病、既往股骨转子间或转子下截骨手术、外伤后骨折畸形愈合、髋关节感染后遗畸形等。虽然这里强调一期完成手术的优点，但并不是要求所有的患者一律一期完成手术，大部分股骨近端的畸形需要针对性处理，也需要考虑局部骨质情况，如内固定失败而进行关节置换的患者，一定要排除局部感染的存在。既往的临床经验表明，股骨近端畸形的手术方式需要个体化，没有一种手术可以解决所有的股骨近端畸形。

3.3　股骨近端畸形的矫正方法

截骨是畸形矫正的最直接方法，任何截骨方法都应遵循一定原则：一是畸形矫正后，使用现有的锥度固定假体或者远端固定假体能满足假体的初始稳定；二是自体骨质特别是近端骨质得以保留，有利于远期骨长入，保障假体的长期稳定。综合文献，矫正性截骨方法主要有以下几种：

3.3.1　股骨大转子截骨术

股骨大转子截骨术（trochanteric osteotomy，TO）最早不是用于髋关节置换术，而是由 Leopold Ollier 介绍应用于髋关节融合术。虽然现在人工髋关节置换术因开展广泛，效果显著，被誉为"世纪手术"，但在髋关节置换手术应用初期，限于当时的客观原因，如对关节置换的基础理论的掌握和理解不够全面，手术技术不成熟，也未普及，而且因工业制造水平不高，初期可供使用的髋关节假体规格少，股骨假体也较长，操作工具也不如现在的精巧，在假体安装时较为困难，需要对股骨近端进行适应性改变。经外侧入路，Charnley 将股骨转子截骨技术用于全髋关节置换术，解决了上述原因造成的假体安装困难，也解决了显露困难的问题（图3.3），因此股骨大转子截骨技术在当时被广泛应用。术中将大转子和附着其上的臀中肌、臀小肌整体移至前方，可完整暴露髋臼和股骨头颈部；另外，保留了后方髋关节囊及短外旋肌的完整性,降低了全髋关节置换术后后脱位风险;再者,也可以通过调整股骨大转子截骨块的再附着固定位置,一定程度上改善了髋关节外展肌功能(图3.4)。从技术层面上看,我们临床上使用的大转子截骨技术有三种方式(图3.5)。

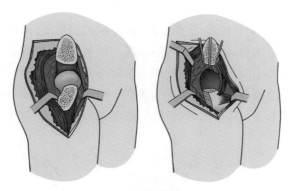

图3.3　大转子截骨有助于显露

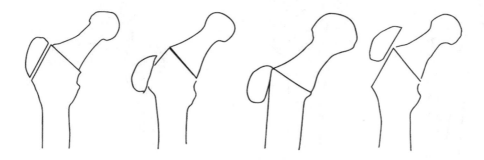

图3.4　根据需要调整大转子附着点,有助于调整臀中肌张力

31

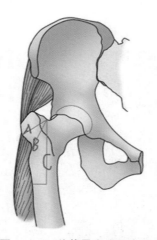

图3.5　三种截骨方式示意图

A. 标准股骨大转子截骨术(trochanteric osteotomy,TO);B. 大转子滑移截骨术(sliding trochanteric osteotomy,STO);C. 大转子延长截骨术(extended trochanteric osteotomy,ETO)。ETO和STO保持股外侧肌附着在骨块上,TO则没有股外侧肌的附着。

1. 标准股骨大转子截骨术

标准的股骨大转子截骨术在前文已经说明，这项技术开始于全髋关节置换术开展初期，可以说是当时经典的标准入路选择，主要目的是增加髋关节的显露，便于假体安装。适应证包括：髋关节显露困难；翻修时关节僵直，显露困难；假体取出困难等。但其矫正股骨近端畸形能力有限，而且截骨部位固定不易，骨不愈合风险较高。早期多用钢丝固定（图3.6），后来出现了特殊的固定装置，虽然增加了固定效果，但使用也非常不方便（图3.7）。一旦发生骨不连，常导致髋关节疼痛、跛行和不稳等（图3.8）。目前，股骨大转子截骨的术式较少使用。即使后来改进了术式，即 Chevron 双平面大转子截骨，但操作难度增加，使用率也越来越低。

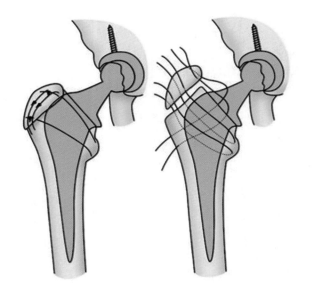
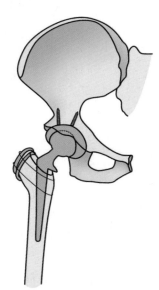

图3.6　大转子固定方式　　　　图3.7　大转子截骨使用特殊固定
　　　　　　　　　　　　　　　　装置，一定程度增加剥离

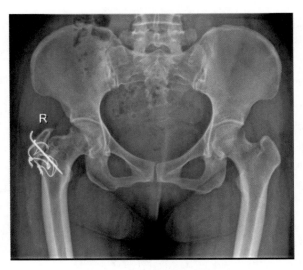

图3.8　大转子截骨术后骨不连

2. 大转子滑移截骨术

大转子滑移截骨术(STO)在髋关节置换术中被广泛用于替代标准的股骨大转子截骨术(TO),截骨的设计理念是保持外展肌臀中肌、臀小肌的肌腱和股外侧肌的肌腱完整附着在大转子骨块上,最初是由 McFarland 和 Osbourne 介绍使用的。目的是在增加手术显露的同时,可以将骨块的张应力造成的牵拉移位力量变成压应力的固定力量,有利于骨面愈合。同时骨块的血供也被较多地保留,更有利于骨愈合(图 3.9)。固定时可以使用钢丝、钢缆或者特殊的大转子钢板。其主要作用是增加显露,不足之处仍然是矫正局部畸形的能力有限,或者很难矫正存在的畸形。另外,还有一个缺点是仍有骨块骨折和愈合不良的可能。

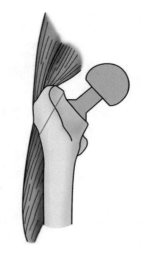

图 3.9 大转子滑移截骨示意图

此项技术现多用于髋关节翻修术中显露和股骨假体取出困难。

3. 大转子延长截骨术

大转子延长截骨术(ETO)是目前临床上应用最多的股骨近端截骨技术(图 3.10),是髋关节翻修术中应用最多的截骨术。截骨长度一般在 10～12 cm,主要目的是增加髋臼和股骨假体的显露,特别是髋关节翻修时,若股骨假体取出困难可以使用,骨水泥关节的翻修中可更方便地取出骨水泥。本截骨方法也可以对臀中肌张力做适当调整,但其对骨骼畸形的矫正能力也十分有限。由于截骨的骨块长,手术入路选择方面建议取后外侧入路。在全髋关节翻修术中,骨质本身可能会有不同程度的溶解缺失,特别是使用骨水泥固定假体,截骨时骨皮质常常受到不同程度的破坏,骨块容易发生骨折、碎裂等,影响固定强度。

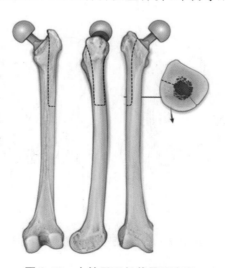

图 3.10 大转子延长截骨示意图

上述三种大转子截骨方式的共同点是截骨起点均为股骨颈的颈肩部,即在大转子和股骨颈基底的交界部位,向外、向下(图 3.5)。

3.3.2 股骨转子下截骨术

股骨转子下截骨术是目前在高位髋关节脱位髋关节置换治疗中应用最广泛的截骨技术(图 3.11),有大量的文献可查。该方法最初由 Klisic 和 Jankovic 介绍,截骨在小转子下方的股骨干峡部,采用横行截骨最多。由于结合短缩截骨,造成上下截骨端的形态和直径不一致,即使不进行短缩,髓腔的形态也会因旋转造成不一致,骨端的固定因锥度不同、直径不同,致使假体固定不可靠。骨端不能有效抗拒扭转力量,也即抗旋转能力差,常需要应用钉板系统、长柄假体来获得扭转稳定性。不少人进行技术改进,目的是为了增加抗旋转能力,方法是把截骨线做成短斜形、阶梯形、"V"形等(图 3.12),这些技术的共同特点是能增加截骨端骨接触面积,并同时提供旋转稳定性,可承受比横行截骨更强的抗扭转力,然而这些截骨方式太过于繁琐,骨块对位满意度难以按设计得以满足,大大增加了手术时间和感染风险,这种截骨方式的理论价值大于实际应用价值。

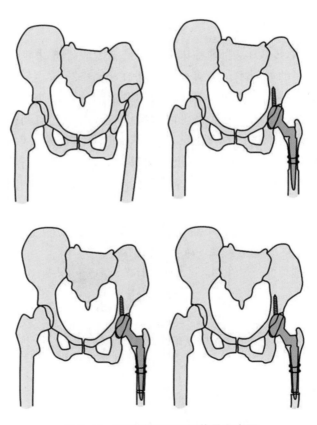

图 3.11 股骨转子下短缩截骨示意图

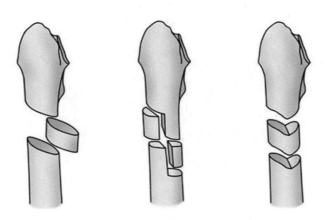

图 3.12　改良的股骨转子下截骨术示意图

优点：在纠正长短畸形和旋转畸形的同时，能保留股骨近端的骨质。

缺点：在手术野显露、纠正股骨近端成角畸形和股骨髓腔严重狭窄、实变、复合畸形、干骺端合并股骨干等多发畸形的处理方面能力有限，难以中立位植入股骨假体，尤其是干骺端，也可能出现股骨柄穿出并发症。其实其缺点远非如此，还有以下不足：

（1）适应证有限。该项技术的使用将随高位先天性髋关节发育不良高位脱位的病例减少而减少。

（2）股骨长短矫正越多，截骨处髓腔形状大小变化越明显，匹配越困难，固定越困难，特别是对于股骨近端形态非圆形者更是困难重重。

（3）偏心距纠正不易，过度依赖特殊假体，甚至需定制，增加费用。

（4）手术操作时间长，尤其是术中调整股骨旋转的难度较大，更加延长手术时间，出血多。

（5）骨不连的发生率较高，有报告称不愈合率可高达 15％～40％。

3.3.3　Paavilainen 截骨术

Paavilainen 截骨术是 1990 年由芬兰骨科医生 Paavilainen 提出的股骨截骨技术（图 3.13）。此方法的思路是：髋关节高度脱位后外展肌水平走向，松弛，当行股骨转子下截骨来复位髋关节时，可能有远段股骨提升或近段股骨下降两种情形，因此无法保证恢复外展肌走向和张力，而采用 Paavilainen 截骨术，在髋关节复位后，再向下拉紧、固定大转子（图 3.14），确保了外展肌功能的重建。

该技术的不足之处包括：股骨大转子骨块依靠骨皮质螺钉与股骨干固定，固定强度不够，也可以加用钢丝捆扎；可能存在较高的骨块移位和不愈合率，且髋外展肌力臂及偏心距调整范围有限；如果遇见近端发育特差，骨质骨量不足的患者，会出现固定不确实或者困难的程度高。近年来此项技术应用不多，相关文献也很少。

上述三种截骨方式在骨科发展历史上起到了重要作用，这是不容置疑的。这些截骨技术有增加显露的优点，但矫正畸形的作用有限，固定困难，骨折不愈合率高。有的文献报告

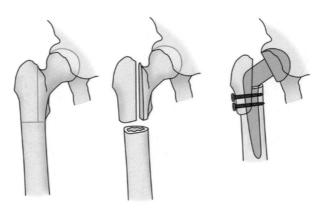

图 3.13　Paavilainen 截骨术应用于高位髋关节脱位示意图

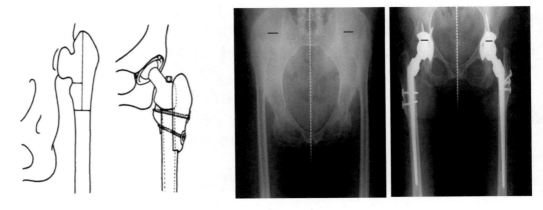

图 3.14　截骨块钢丝捆扎加固

术后并发症的发生率接近一半。

　　总之,过去在做合并有股骨近端畸形的复杂全髋关节置换时,处理股骨近端畸形使用的方法复杂,操作重复性不强,难以推广,效果存在不肯定,甚至需要特殊假体,也存在很多并发症等。这就需要我们对手术技术甚至假体材料、假体设计进行改进。理想的技术应该既能矫正畸形,又能恢复理想的力线、假体位置、偏心距、肢体长度和髋关节的生物力学特征等,更重要的是方法要简单易行,无附加条件,临床效果不打折。虽然导航技术和机器人的使用给我们提供了一线希望,还有术前三维成像技术、计算机辅助设计增强了我们纠正畸形的能力,但还有很长的路要走,尤其是在软组织处理方面。笔者发明的截骨技术能解决全髋关节置换过程中处理各种股骨近端畸形的难题,方法简单,易于推广,下面予以介绍。

3.3.4　股骨近端截骨重建术

　　本书介绍的股骨近端截骨重建技术(图 3.15),是笔者在临床实践中发明的一项用于股骨近端畸形矫正的实用性极强的截骨技术(可简称为尚氏截骨)。不同于既往存在的任何截骨技术,该技术通过特定的转子间截骨消除股骨近端畸形,重塑股骨近端形态,特别是对近端髓腔进行塑形,使其适配股骨假体外形,从而达到股骨假体远端压配、近端适配的稳定固定。更重要的是,股骨近端截骨重建术不但解决骨性畸形能力优良,对软组织松解等处理也非常方便。截骨后可在直视下安全、彻底地松解软组织挛缩,切除既往手术留下的瘢痕,改善复杂髋关节置换显露不足的缺点。

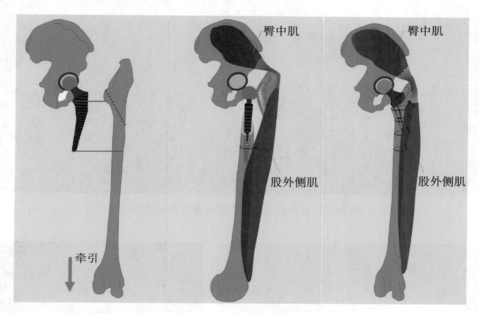

图 3.15　股骨近端截骨重建术示意图及其应用,重塑股骨近端形态,增加髋关节外展肌力臂

该技术临床应用适应证广,操作方便,并发症少,手术时间短等优点。将在后文中详细说明。

股骨近端截骨重建术中股骨大转子截骨块厚且长,方便术中调整髋关节外展肌力臂及恢复调整股骨偏心距;长斜形宽大截骨面、股骨大转子内侧凹槽结构与股骨柄适配保证了截骨端的初始稳定性,降低了截骨不稳的骨不愈合率。股骨近端截骨重建术几乎可以应用于股骨近端任何畸形,特别是在股骨髓腔狭窄、实变以及髋关节翻修术中股骨假道的纠正等方面较其他股骨截骨术具有明显的优势。

与传统的大转子截骨、大转子滑移截骨、大转子延长截骨、转子下截骨技术相比,股骨近端截骨重建术更容易确定截骨部位,矫形彻底,不管是大转子畸形造成的假体适配困难还是股骨近端的成角畸形、旋转畸形,甚至髓腔的扩容或者缩容都能轻易解决;而且截骨骨块血供好、固定方便、稳定、愈合好;另外,该技术还有一个优势,即除了具备既往截骨的显露优势外,还能对软组织的挛缩和瘢痕做出按手术需要的彻底松解(图 3.16、图 3.17)。具体方法将在下一章详细描述。

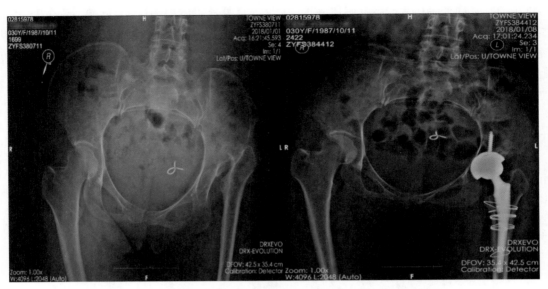

图 3.16　股骨近端截骨重建术用于高位髋关节脱位全髋关节置换

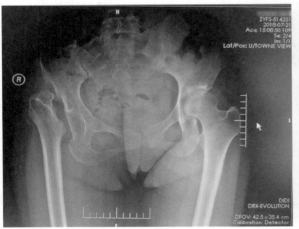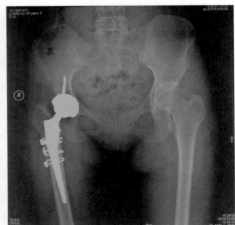

图 3.17　股骨近端截骨重建术用于化髋后遗症髋关节置换

参 考 文 献

［1］　Charnley J. The long-term results of low-friction arthroplasty of the hip performed as a primary inter-
vention［J］. J Bone Joint Surg Br，1972(54)：61-76.

［2］　Klisic P，Jankovic L. Combined procedure of openreduction and shortening of the femur in treatment
of congenital dislocation of the hips in older children［J］. Clin Orthop，1976(119)：60.

［3］　Krych A J，Howard J L，Trousdale R T，et al. Total hip arthroplasty with shortening subtrochanter-
ic osteotomy in Crowe type-Ⅳ developmental dysplasia：surgical technique［J］. J Bone Joint Surg
Am，2010，92(Suppl)：2176-2187.

［4］　Chiang E R，Hsiao L M，Chen W M，et al. An alternative solution to achieve primary stability in cementless revision hip arthroplasty for femur ectasia[J]. J Formos Med Assoc, 2010, 109(12): 901-906.

[5] Paavilainen T, Hoikka V. Cementless total replacement for severely dysplastic or dislocated hips[J]. J Bone Joint Surg Br, 1990(72): 205-211.

[6] Liu R Y, Bai C Y, Song Q C, et al. Partial greater trochanter osteotomy for hip reduction in total hip arthroplasty for high dislocated hip: a preliminary report[J]. BMC Musculoskelet Disord 2014 (15): 293.

[7] Paavilainen T. Total hip replacement for developmental dysplasia of the hip[J]. Acta Orthop Scand, 1997(68): 77-84.

[8] Hartofilakidis G, Babis G C, Georgiades G. Trochanteric osteotomy in total hip replacement for congenital hip disease[J]. J Bone Joint Surg Br, 2011(93): 601-607.

[9] Chen M, Luo Z, Zhu C, et al. A reliable femoral osteotomy in total hip arthroplasty for hartofilakidis type C developmental dysplasia of the hip: proximal femoral reconstruction[J]. J Arthroplasty, 2019 (34): 1162-1167.

[10] Kim J T, Kim H S, Lee Y K. Total hip arthroplasty with trochanteric ostectomy for patients with angular deformity of the proximal femur[J]. The Journal of Arthroplasty, 2020(35): 2911-2918.

第4章

股骨近端截骨重建术的技术要领

　　不管是初次进行全髋关节置换术还是翻修全髋关节置换术,要想获得一个长期、稳定、无痛的人工髋关节,必须要实现假体的初始稳定,这就要求股骨假体与植入的股骨髓腔适配(形合,shape-match and fill),并达到一定程度的适配(fit)和压配(press-fit)。初始稳定是实现股骨假体骨长入(或骨长上)的必要条件,在初始稳定的基础上,现代假体表面的预处理技术——沟槽、孔隙、各种表面涂层等能促使或者诱发假体表面的骨长入或者骨长上,实现股骨假体的长期稳定,这是髋关节置换股骨假体处理的技术基础。

　　对于股骨近端畸形的患者,常规市售假体的形态和大小与变形的股骨近端不能适配,更达不到压配,只有对畸形进行截骨矫正才能达到股骨假体初始稳定的适配要求,与骨性畸形相应的软组织改变也同时予以矫正,才能为髋关节的关节功能恢复正常打下基础。

　　本书介绍的股骨近端截骨重建技术是从髓腔内部形态塑形开始,远端股骨的髓腔能为股骨假体提供可靠的压配固定,近端畸形的大转子骨块的髓内面能根据所用假体的形状进行塑形,实现股骨近端假体的适配固定(图4.1)。另外,截骨后显露更加充分,松解更加方便,术者可以在直视下进行软组织松解,瘢痕切除,不会出现盲目的手术,安全可靠。该截骨技术不同于既往的任何文献或者教科书中描述的截骨技术。在使用时不需任何附加条件,也没有使用限制,只要是需要人工髋关节置换并伴有股骨近端畸形甚至软组织畸形的患者都可以使用;更重要的是截骨定位恒定,操作简单,还具备易学、易于推广、便于掌握的优点。这是一项新型的截骨技术,几乎可以破解全髋关节置换术中遇见的所有股骨近端畸形的难题。

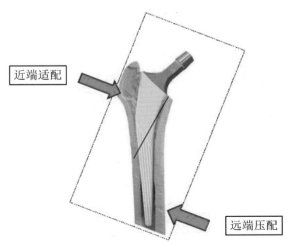

近端适配

远端压配

图 4.1　股骨近端截骨重建原理

自 2005 年 7 月第一次应用股骨近端截骨重建术处理股骨近端畸形至今已有 17 年的历史。第一位患者因为化脓性髋关节炎后遗症接受全髋关节置换术，患髋局部窦道愈合，但瘢痕粘连严重，显露困难，同时患者大转子上移内翻，股骨近端畸形，使用普通假体难以完成置换（图 4.2）。笔者在治疗此患者之前，曾治疗过一位患者，在股骨假体置入时发生转子间骨折，钢丝固定后不但大转子骨块固定稳定，而且假体初始稳定未受影响，围术期康复也没受任何影响，取得令人满意的效果。受此患者的治疗过程启发，初次应用股骨近端截骨重建术时在显露坐骨神经和外旋肌群后，小心地保护臀中肌，先将股骨近端截骨，截骨后僵直的关节显露大大增加，瘢痕和粘连的组织在直视下被切除松解，髋臼处理包括真臼的位置寻找、磨臼和安装也非常容易，股骨假体置入顺利、稳定，含大转子骨块髓内侧按股骨假体近端适配塑形，采用钢丝固定，偏心距和内翻的大转子恢复，术后摄片所见位置、功能恢复非常令人满意（图 4.3）。患者 15 年后因髋臼侧聚乙烯磨损，骨溶解，准备接受翻修（图 4.4），而股骨部分仍然非常稳定。此后随着病例的增加，愈加发现该项技术的优越性，能纠正几乎所有的股骨近端畸形，所以临床应用增加，效果非常令人满意。该项技术也多次在国内学术会议上交流，接受了全国各位同行的评议。

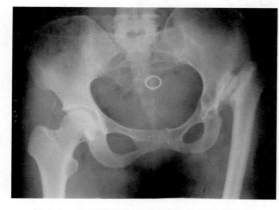

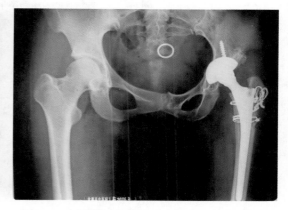

图 4.2　左侧化髋后遗症骨性关节炎僵直髋　　　图 4.3　左股骨近端截骨重建全髋关节置换术后

在早期，对此项技术的认识较为肤浅，没能意识到此项技术的独特性。2017 年罗正亮医生发表了以股骨近端滑移截骨治疗高位先天性髋关节脱位的论文，论文刊登在 2017 年第 14 期《Medicine》上。随着病例的积累，经验的成熟，术者认识到技术核心是截骨成形，而首次以"近端截骨成形技术"为名的文献报道是在 2018 年，由陈敏把文章发表在美国的关节外科杂志《Journal of Arthroplasty》上，文章还被编辑加了一个副标题——"A Reliable Femoral Osteotomy"。该技术现已广泛应用于临床，并在国内和部分海外国家使用。手术要点包括良好的视野显露、软组织瘢痕的松解、臀中肌功能异常与评估、髓腔的处理及截骨部位、假体的选择与固定。

41

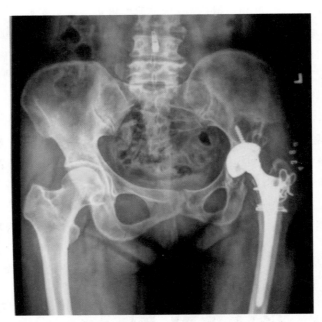

图 4.4　术后 15 年，股骨假体稳定，髋臼聚乙烯内衬磨损，髋臼周围骨溶解

4.1　术　前　准　备

　　任何手术的安全评估都一样，都是最高要求，请参见相关论述和书籍。这里仅介绍做股骨近端截骨重建术需要的术前准备和必要的器械准备。

4.1.1　畸形的评估

　　首先要明确解剖变异。股骨近端截骨重建术主要用于合并有股骨近端畸形的全髋关节置换患者，要想获得一台安全、成功的手术，手术过程顺利，必须明确术中需要解决的问题。俗话说不打无准备之仗，也就是要有的放矢。我们术中不仅要关注骨性结构的畸形，也要注意软组织的变化。多数情况是软组织变化容易被忽视，它可能使手术难度增加，尤其是显露和软组织平衡易出现问题，影响效果。

1. 骨性畸形的术前评估

　　骨性畸形是手术的主要障碍或困难制造者。术前对骨性畸形的评估是我们顺利完成手术的基础，包括骨性畸形的位置和方式，尤其是大转子的位置及与髓腔力线的关系、髋关节内外翻、股骨前倾角异常、髓腔直径的大小改变、髓腔是否实变和位置、成角方向和肢体骨性长短的改变等。术前明确这些畸形有助于我们术中从容处理，可以提前准备可能需要的内固定器材和合适的假体等。最基本的方法是髋关节的平片检查,我们常常遇见的问题是患者仅有一张骨盆平片,不能全面显示股骨变化。平片应包括正、侧位摄片,避免病变遗漏(图4.5、图4.6)。进一步可以做 CT 检查和 CT 重建(图4.7、图4.8),条件允许可以 3D 打印出模型(图4.9),则更直观,能帮助我们更好地做术前畸形矫正和处理的规划。如有模型,对于和患者及其家属沟通手术步骤与可能出现的并发症也是很有帮助的。

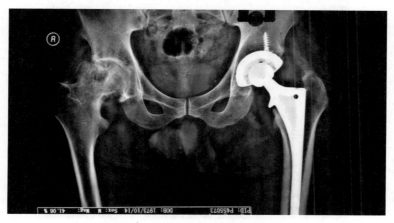

图 4.5　后前位片提示右侧股骨头坏死

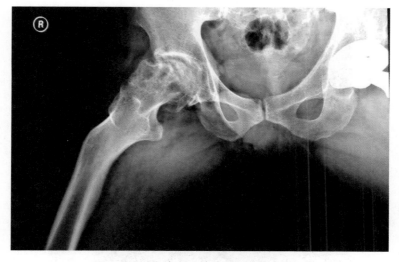

图 4.6　侧位片发现转子下向前成角畸形

2. 软组织变化的术前评估

伴随骨性畸形的软组织变化在临床上往往不被重视,我们往往只看摄片的骨骼显像,忽略软组织的问题,常常抱怨其是意料之外的。我们做手术不是在 Workshop 环境下进行的,软组织变化对手术显露、软组织平衡、手术效果以及术后康复过程非常重要,甚至关系到手术的成败。骨性畸形在术中被矫正后,只要骨愈合良好,术后不需要再考虑畸形复发问题。而软组织畸形特别是挛缩,即使术中松解,其弹性也要在手术后很长一段时间才能得以纠正

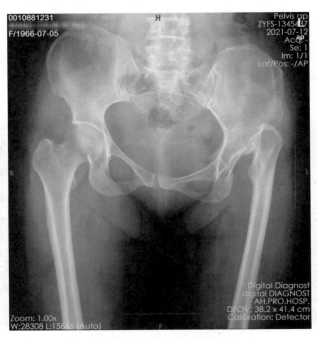

图 4.7　普通 X 光后前位片

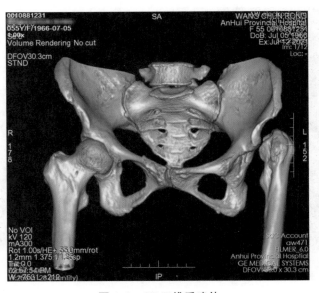

图 4.8　CT 三维重建片

恢复，了解这些对指导患者术后康复非常有帮助。

　　软组织评估内容包括皮肤瘢痕(这往往是原来感染窦道留下的)、原先手术切口、肌肉的容积和肌力、神经功能检查，其中臀中肌功能的评估最为重要，它是术后髋关节稳定、步态恢复的重要基础。需要强调的是，明确术前软组功能的手段主要是体格检查，辅以影像学检查，特别是 CT、MRI 和 B 超检查。臀中肌的评估方法有"望、触、动、量"，即看臀中肌的体积，摸臀中肌的张力，单腿独立试验(Trendelenburg test)评估臀中肌功能，并用 B 超、CT 或

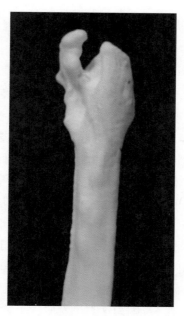

图 4.9 股骨上段的 3D 打印模型

MRI 辅以评估(图 4.10)。MRI 检查可以看到患者臀中肌的体积和是否存在脂肪变性及变性程度,不但有助于判断恢复程度,而且对恢复进程也是很有帮助的。

原先接受过手术的患者,其前次手术记录对于关节置换的入路选择、了解软组织改变很重要。但实际工作中原先的手术记录很难获取。

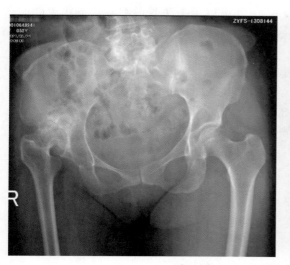

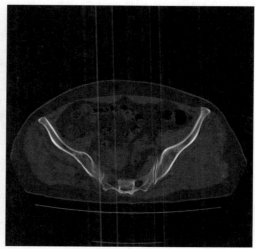

图 4.10 右髋关节脱位,右侧臀肌特别是臀中肌明显萎缩

4.1.2 器械的准备

1. 假体的选择

合适的假体是手术成功的重要因素之一,与畸形最为适配的假体理论上是术前根据三维 CT 资料定制的假体,也包括定制的股骨髓腔锉。假体定制已是成熟技术,特别是 3D 打印技术日益先进的今天更是如此。但定制假体往往是最不可靠的,因为手术过程中,与定制假体适配的髓腔形态会因为手术的操作发生变化,包括大小、形态等都会发生变化,这在其他使用定制假体的手术过程中也会出现,况且我们的手术不是在 Workshop 环境下完成的。

(1) 股骨侧假体的选择

从固定方式上看,假体分为骨水泥固定型和非骨水泥固定型两种,建议使用非骨水泥固定假体,骨水泥固定型假体罕有应用,或者应该少用,原因是骨水泥型假体在置入过程中会出现骨水泥渗入截骨间隙的情况,影响骨愈合。在非骨水泥固定型假体中,以锥度固定假体最好,选用的假体规格要有最小型号,因为这类患者股骨干髓腔直径往往很小。我们还是推荐国内市场上强生公司的 Corail 假体和纳通公司的 LCU 假体。这两种类型的假体为锥度固定,横断面为矩形,能有效实现轴向旋转稳定,即能够即刻稳定,同时假体经全涂层处理,骨长入(骨长上)性能好。我们的病例主要使用 LCU 假体(图 4.11(a)),对于极个别患者,我们还要准备 Wagner Cone 假体(图 4.11(b))备选。实际上,目前市售假体生产厂家和类型众多,基本能够满足手术使用,更为可喜的是,我国国产假体整体水平可以和进口产品媲美了。除了表面置换假体和近端固定的短柄假体外,均可以用于股骨近端截骨重建术的假体置换,即使是解剖型假体也可以用于此项技术(图 4.12)。

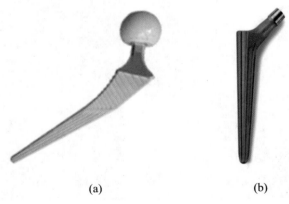

(a)　　　　　　　　　　　　　(b)

图 4.11　矩形锥形假体,表面预处理

(2) 髋臼侧假体

如前所述,股骨近端畸形患者的髋臼侧也会出现相应的畸形,特别是发育性髋关节高位脱位、髋关节化脓性感染后遗症患者。髋臼的变化不但表现为形态改变,而且骨量也很少。准备非骨水泥固定假体时要注意准备型号小的多孔假体。在我们的病例中个别患者甚至用

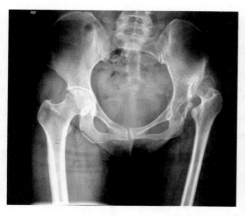
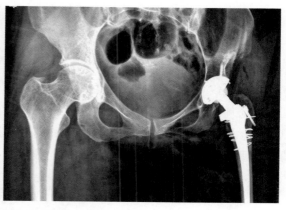

图 4.12　解剖型假体也可以在近端重建中使用

到了 38 mm 直径的外杯。髋臼假体除大小较关键外,涂层也很重要,是初始稳定的基础条件之一,涂层有助于长期稳定,多孔有利于在合适的自体骨部位给予螺钉固定,以保证初始稳定。注意选用口碑记录良好的假体。

(3) 假体活动界面的选择

鉴于科技的进步,我们在临床上能够选择的活动界面有很多种匹配组合:金属对聚乙烯(或高交联聚乙烯)、陶瓷对聚乙烯(或高交联聚乙烯)、陶瓷对陶瓷等。对于年龄偏小、活动范围大的患者,尤其是先天性高位髋关节脱位患者,需要耐磨和应用时间长的假体,建议选择硬界面的陶瓷对陶瓷或者陶瓷对高交联聚乙烯假体。如果臼杯小,为了增加假体和骨床的接触面积,最好有高交联聚乙烯内衬备选,以防止髋臼角度不合适导致的不稳(图 4.13)。

47

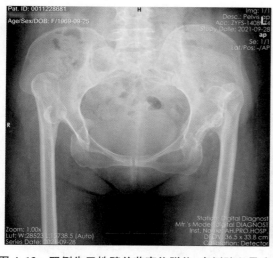
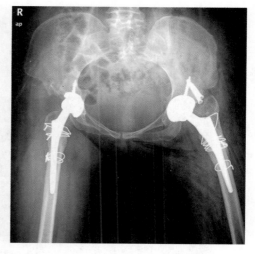

图 4.13　双侧先天性髋关节高位脱位,右侧髋臼骨床小,38 mm 直径髋臼杯最大包容,为了增加臼杯骨床接触面积,牺牲的角度用高交联聚乙烯内衬来弥补

2. 内固定器材

股骨近端截骨重建术中的骨块大,血供好,方便固定。可供选择的内固定器材有钢缆、钢丝或者大转子钢板。如果使用特殊的大转子钢板,不但会增加创伤尤其是不必要的大转子骨块软组织剥离,一定程度上影响血供,可能会造成骨不连或者延迟愈合,也会增加手术时间和增加血丢失。我们在实践中发现,钢丝固定最为简单、方便,同时效果肯定、确实。特别是钢丝可以穿过钻孔的骨皮质,固定后钢丝不会出现滑动导致骨块移位。也就是说,钢丝既能达到固定效果,操作也很方便,但钢丝直径不能太细,同时要常备钢丝引导器,要大小型号齐全,方便使用(图 4.14)。

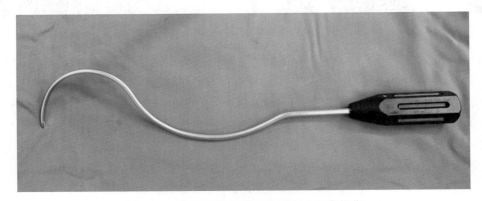

图 4.14　驼峰状钢丝引导器,可防止肌肉损伤

3. 特殊器械

对股骨干髓内直径特别小者应常备各种型号的磨钻(图 4.15),用于术中可能对股骨髓腔进行的扩容和与假体适配的处理;普通钢板固定使用皮质骨钻头,用于骨皮质上钻孔,防止固定钢丝滑脱造成内固定失败。另外,还有骨折内固定器械包。

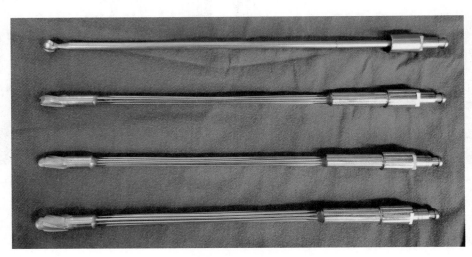

图 4.15　磨钻

4.2 手 术 操 作

4.2.1 手术入路的选择

良好的显露是任何手术成功的基础条件。经典的髋关节置换入路有前方入路、外侧入路和后方入路三种，三种入路均可以进行股骨近端截骨操作，但不建议使用外侧入路，其实在其他髋关节置换操作时，也不主张使用外侧入路，因其对臀中肌的创伤大，且难以避免。真实的手术不是在 Workshop 环境中进行的，要尽可能使创伤降到最小。每个患者的情况不一，入路的选择也不能一概而论，有些患者适合前入路，有些则适合后方入路，选择切口的原则是既要满足显露便于操作，又要最大限度地减少创伤完成手术步骤，尽可能微创达到手术目的。选择哪一个入路主要是根据术者的习惯和处理病变的方便，如髋关节高位脱位的髋关节置换术，虽然前方入路更容易松解挛缩的阔筋膜张肌、缝匠肌及可能的股直肌（这三块肌肉在高位先天性髋脱位中最紧张），如果术者习惯后方入路，还是建议不要强行使用前方入路。如果患者原来接受过手术治疗，按翻修手术处理，则尽量使用原入路，方便按原入路进行瘢痕切除。由于患者原来的手术和髋关节置换手术不一定是同一位医生实施的，进行关节置换手术要以术者熟悉为依据选择切口。对复杂病例不能使用术者不熟悉的切口，否则会事与愿违，增加创伤，影响手术效果。具体的每一个入路的操作步骤本书不再详细赘述，可以参见相关文献或书籍。这里仅就注意事项加以说明。

4.2.2 体位

患者取侧卧位，固定要稳定、确实，保障骨盆标准中立，这一点非常重要，因为伴有股骨近端畸形的患者，骨盆侧也有可能出现变形（图 4.16），侧卧位能够帮助我们在术中较为准确地把握髋臼假体的前倾角和外展角的安放。直接前方入路（direct anterior approach，DAA）正逐渐成为未来髋关节置换的主流入路，美国已经达 47% 以上的术者使用。目前，DAA 有两种体位类型：平卧位 DAA 和侧卧位 DAA，熟练掌握一种就能完成手术操作，而侧卧位DAA 中，髋臼和股骨的显露操作更为简单，特别是股骨侧显露，再者，侧卧位比平卧位更容易进行复杂的髋臼处理。如果术中发生意外情况，侧卧位则更方便处理，这种情况在复杂全髋置换术中更容易出现，术中对假体稳定性的测试更为方便。

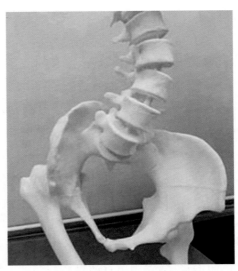

图 4.16　骨盆畸形者侧卧位固定更方便,髋臼定位更容易(图片来自网络)

4.2.3　显露步骤

我们在手术中不要过于纠结手术切口的大小,微创虽然是趋势,但不是单纯地缩小切口,不能为了追求小切口而影响显露,尤其是进行复杂全髋关节置换手术,只有充分显露,清楚显示病变组织和结构,才能在术中减少不必要的损伤。我们在临床上发现,有时增加皮肤切口 1 cm,甚至 0.5 cm,往往能显著增加深部结构的显露,张力也会相应减小。髋关节手术不管采用哪种入路,在显露时要时刻注意软组织尤其是臀中肌及支配其的臀上神经的保护,注意坐骨神经的保护,这对患者的术后康复和功能恢复非常重要。臀中肌的解剖功能正常是步态恢复的有力保障。就臀中肌保护而言,采用前方入路更方便达到目的,采用后方入路时如果增加显露容易向上延长切口过大,这可能出现对臀上神经的伤害。

1.　初次手术的显露

手术切口的定位对显露的重要性我们都十分清楚,若稍有偏移,就需要增加手术切口的长度来弥补深部显露的不足。定位参考的骨性固定标志对于不同患者可能会因为病变而出现变化,也就是说要注意骨性标志的改变与继发于骨性畸形的软组织形态改变。如高位先天性髋关节脱位患者的臀中肌的方向会因大转子的上移、后移变得水平,但它与大转子的固定附着关系不会改变,在显露时要给予关注,可以防止臀中肌术中损伤,影响康复和功能。部分原先感染的患者,虽然没有因手术改变组织结构的关系造成的显露困难,但实际上可能更为复杂,手术部位的软组织会因感染破坏出现粘连,瘢痕充填组织间隙和关节腔内,致使解剖层次不清,影响分离和显露。这种情况更要注意坐骨神经和前方的股动静脉和股神经的行径变异。

2. 翻修手术的显露(有手术史者、原先手术治疗失败患者的显露)

翻修手术不能理解为髋关节置换的翻修术,在一定意义上,凡是原来接受过手术治疗而未能实现目标,再次对同一部位进行的手术都应该是翻修术。这种情况应先将瘢痕尽可能切除,在处理内部结构改变时,肌肉、神经和血管的关系不清晰,组织分离困难,容易造成新的损伤。尽管理论上可以参照原先的手术记录来指导手术,但原先的病历实际上很难获取。针对这类患者,我们在手术时应该从周围正常组织的分辨、分离出发,向瘢痕粘连的组织进行分离,我们称之为"向心性游离",也就是说,分离从周围正常结构开始,沿肌肉的纤维方向辨认粘连的肌肉,保护周围的血管、神经等,能有效防止不必要的损伤,有利于术后康复。

4.2.4 松解

股骨近端畸形患者的关节周围软组织总是伴有不同类型和程度的软组织畸形,包括挛缩、粘连和走向异常等。在进行髋关节置换手术时,影响显露、骨骼处理和软组织平衡。如果髋关节僵直,显露可能会非常困难,将增加手术时间、出血、感染以及副损伤和并发症发生的概率。这时建议先对畸形的近端股骨按股骨近端截骨重建技术要求先行截骨,截骨后显露和松解就会迎刃而解。松解内容如前所述,包括瘢痕的切除、粘连的分离等。术中自始至终要对臀中肌及支配其的臀上神经等重要组织予以保护。

4.2.5 髋臼重建

髋臼充分显露后,确定骨盆位置为真正侧位无疑,置入生物型固定髋臼杯,方向外展 45° 左右,前倾角 10°～20°,需要强调的是,髋臼杯的外翻角不能太小,否则会增加脱位概率,原因是外翻角减小的同时,髋臼的前倾角也随之缩小。对于 Lewinnek 安全区的概念,我们认为价值不大,也不能依靠改变股骨的旋转角度去弥补髋臼角度的不理想。在我们的临床实践中,通过对非感染性髋关节翻修病例的回顾发现,凡是用螺钉固定的髋臼,臼杯没有松动的螺钉钉孔周围均有较为理想的骨组织生长。所以我们选用的非骨水泥固定臼杯基本都使用 2 枚螺钉固定,确保髋臼的初始稳定,有利于早期活动和增加骨长入的机会。

4.2.6 股骨近端截骨重建

1. 截骨线定位

在股骨颈截骨后,自股骨颈截骨残端的内侧面的骨皮质髓腔侧始,斜向外下方,根据手术入路选择不同,定位有所不同(图 4.17)。股骨近端截骨不同于传统的转子间截骨(图 4.18),包括标准股骨大转子截骨、大转子滑移截骨、大转子延长截骨和用于高位先天性髋关节脱位的转子下截骨。除如图 4.18 所示的截骨起点不同外,截骨长度和方向亦不相同。既往使用的截骨方式主要是有显露上的优势,松解优势不明显,纠正骨性畸形的能力更

51

差。除 ETO 截骨外,骨块固定困难。如果骨质条件不好,特别是翻修髋关节的病例,容易造成骨块骨折。再者,往往需要特殊类型假体和内固定器材,费用明显增加;特别是大转子骨块使用特殊钢板固定,必然增加剥离,破坏血供,增加手术时间,并发症也会增加。股骨近端截骨既能矫正骨性畸形,使之与人工假体实现适配和压配,又能最大限度地保护软组织,尤其是臀中肌的功能几乎完整地保留,同时,骨块固定简单方便,骨块的血供丰富,有利于骨愈合。

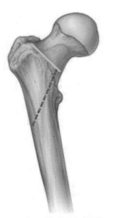 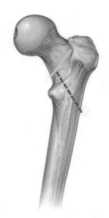

DAA截骨示意图　　　　　　　后方入路截骨示意图

图 4.17　前后入路的截骨定位示意图

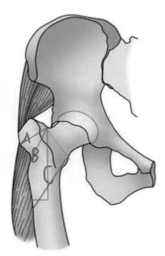

图 4.18　四种截骨起止点不同

红线为股骨近端截骨线;蓝线:A 为标准股骨大转子截骨,

B 为大转子滑移截骨,C 为大转子延长截骨。

2. 截骨后方便松解和显露

充分显露股骨近端,先将股骨头颈部切除,截骨方向如图 4.19 所示。起点自股骨颈截骨残端内侧骨皮质髓内侧始,根据病变所致的畸形不同,起点可上下适当调整,一定要在内侧小转子上方,斜向外下方,止于大转子下方,骨块长度自大转子外侧基底部股外侧骨外肌附着点向下 4~6 cm,根据畸形矫正需要和患者身材高矮即股骨长度的不同,适当调整长度。如骨水泥型假体翻修术,可根据柄的长度适当延长 2~3 cm,甚至可以根据股骨假体长度确定截骨长度,方便骨水泥的取出和矫形。骨块的纵行截骨面要与臀中肌和股外侧肌袖套方向一致。截骨产生一个长斜形骨块,连同大转子间部长 6~8 cm。冠状面保留臀中肌、臀小肌的连续性和完整性,远端股外侧肌附着,骨块血供丰富,容易愈合(图 4.20)。大转子的截骨块及附着肌群类似于假体周围骨折的 Vancouver 分型的 A_G 型骨块。

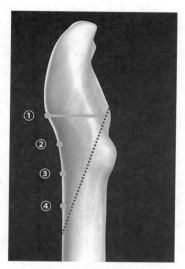

图 4.19　先股骨颈截骨者,截骨线起于股骨颈截骨的内侧缘;后股骨颈截骨者,截骨起点要在小转子上方的股骨颈内侧

按预定方向斜向外下方,①、②、③、④代表预设钢丝固定位置或打孔的位置,截骨长度 4~6 cm。

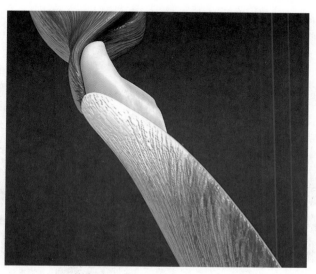

图 4.20　大转子复合体包含畸形的大转子骨块、近端附着的臀中肌和臀小肌等,远端骨外侧肌附着,保证血供充分

有些患者,股骨颈短,髋关节僵直,髋关节间隙狭小,股骨颈显露困难,造成股骨颈截断困难,这时可以先行股骨近端截骨,截骨起点如上所述,位于小转子上方的股骨颈内侧。

有条件的地方可进行 3D 打印成型,打印出股骨近端畸形模型,对畸形行直观评估,确定截骨部位和方向。

截骨后,会发现股骨远端的活动度增加了,手术部位显露明显增加,这时检查周围软组织的改变,对于髋关节周围的瘢痕、挛缩的组织进行检查,可以对挛缩组织进行 360° 的松解和切除,所有的步骤均在直视下完成。粘连、瘢痕等松解彻底与否,可以结合下肢牵引进行检查,这样既能保证重要组织不受损伤,又能完成软组织处理,方便接下来的手术步骤,尤其是所有重要组织都能在直视下得到有效保护。

截骨后形成了形状不规则或者畸形的近端大转子骨块复合体(这个复合体包含畸形的大转子、近端附着的臀中肌和臀小肌,前方入路还可以有外旋肌附着,骨块远端股外侧肌附着)和没有近端的股骨两部分。接下来完成股骨重建就很容易了。

3. 如何实现假体远端压配?

这部分技术包含股骨假体大小的确定和压配固定的实现。通常情况下,对于大多数髋关节置换的患者,根据术前 X 线或 CT 测量患侧髓腔峡部直径,或者术前用模板测量,或者借助最近出现的人工智能辅助规划,可以确定股骨假体的大小。但在股骨近端畸形的患者中,股骨假体大小在术前很难确定。因为股骨近端畸形不仅仅在外形上,更重要的是其相应的髓腔大小、形态、方向也会有畸形,这些畸形即使进行术前智能化设计,也很难在术前确定假体的大小和位置。原因是术中这些畸形在被矫正时会改变方向和位置,特别是髓腔形态会改变,与股骨假体的适配就不可能与术前设计一致。此类患者的股骨假体的型号大小主要根据截骨后股骨髓腔直径的大小确定。

目前,临床上使用的假体大多是锥度固定假体,股骨截骨后在与假体相适应的前倾角方向上的髓腔的大小往往与假体大小不相适应(当然截骨前形态更不适应)(图 4.21)。为了使股骨假体在截骨的股骨远端能获得压配固定,股骨扩髓之前,在假体插入相对应的外侧部位做如图 4.22~图 4.25 所示的截骨,截骨的宽度和假体厚度一致,这样产生的一个骨块,我们

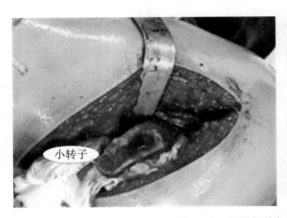
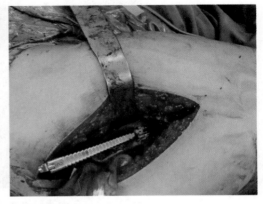

图 4.21　股骨假体与股骨髓腔不相适应

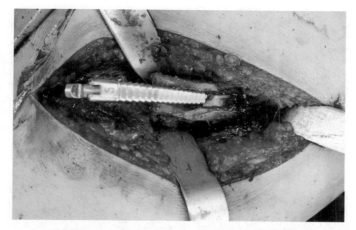

图 4.22 通过股骨外侧调节骨板截骨,调节髓腔容积使之达到适配和压配

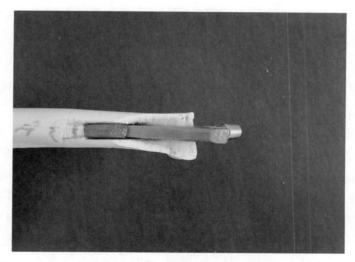

图 4.23 髓腔体积调节骨板(红色部分)

红色骨板厚度和假体厚度一致或微宽。

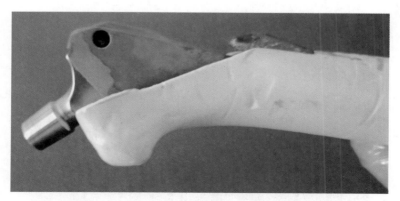

图 4.24 髓腔狭小调节:红色骨板掀起扩容,打入直径较大假体,增加稳定性

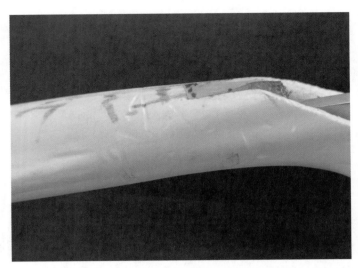

图 4.25 髓腔过大调节:红色调节骨板下压可以缩容,增加假体有效固定长度

称之为股骨髓腔体积调节骨板,可以依据假体的固定需要对髓腔直径进行调节。具体做法是:这个骨板可以根据需要向内嵌入,减小股骨髓腔容积,增加对假体的固定,我们称之为缩容;骨板也可以向外移出,扩大股骨髓腔容积,我们称之为扩容,可以增加股骨包容假体范围,加强固定效果。

对股骨是否进行扩容或缩容是根据髓腔直径与最接近匹配的股骨假体的压配固定决定的。通过调节骨板,调节髓腔大小,使之与常规假体适配,假体远端和股骨髓腔实现适配,进而通过敲击实现压配。在实现股骨远端压配的过程中,有出现远端股骨劈裂的可能,防止措施一是在股骨髓腔准备时按图 4.26 中所示环扎一道钢丝,二是根据锥度固定假体的外形设计,对假体外侧对应部位的皮质骨髓内面做如图 4.27 所示的锥度修饰(如果是柱状锥度固定的假体如 Wagner 假体,这一步骤可以不用)。这两者操作结合,能完全满足上述股骨髓腔的扩容和缩容需要,既防止股骨柄打入时劈裂,又能达到股骨假体在股骨髓腔远端压配的效果,实现假体的初始稳定。如不考虑臀中肌、臀小肌的外展重建,这时的股骨假体固定已经非常可靠了,结合现在的股骨假体表面的处理,长期稳定也是可期的。

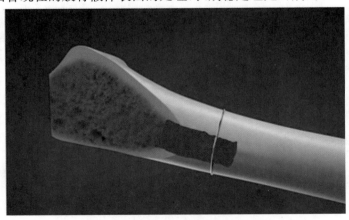

图 4.26 调节骨板远端钢丝预扎防止打压时股骨劈裂

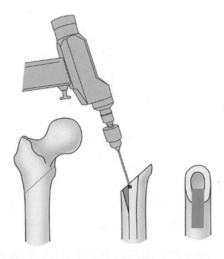

图 4. 27　锥形柄外侧面相应股骨内侧皮质做锥形塑形,以适配假体,增加固定长度和效果

4. 如何确定股骨前倾角?

股骨近端畸形,特别是近端截骨后的患者,股骨假体植入的前倾角不能按照正常状态的患者进行确定,无近端参照标志,也不能指望人工智能帮助。根据我们的经验,建议使用的方法有两种(图 4.28):一是扩髓时对准股骨内上髁方向,二是屈膝 90°,髓腔锉向前旋转理想角度扩髓。

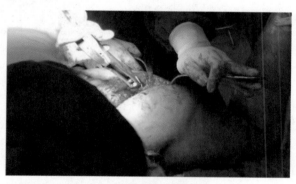

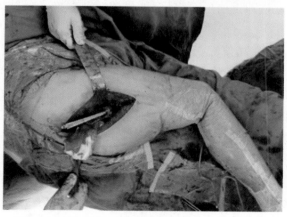

图 4. 28　假体前倾角确定是按照假体对准股骨远端内上髁

在扩髓前,根据髓腔锉和股骨髓腔的适配情况,可以对畸形的股骨近端髓腔按前倾角和髓腔纵轴的中置方向进行髓腔的成形,以使股骨干髓腔形态与使用假体的形态匹配,防止假体柄偏向非中心植入。建议使用近端固定矩形生物型或锥度固定直柄假体,以适应异常的股骨近端。

对于股骨扩髓,扩髓方向按前面所述方法定位前倾角,依次从小到大逐级扩髓,防止过大或过小,原则是在适配的情况下达到压配。髓腔准备完成,打入合适假体,试行复位(图4.29),检查髋关节的稳定性、坐骨神经的张力,平衡肢体长度后,再次检查大转子骨块的周围软组织是否存在挛缩情况,尤其是臀中肌、臀小肌的挛缩是否影响髋关节的复位和臀中肌的张力恢复,防止过松或过紧。过松则张力不好,轻者会造成臀中肌步态跛行,重者影响髋关节稳定性,造成脱位;过紧则不能复位或者复位过程中会造成大转子撕脱骨折导致臀中肌功能异常。对于部分患者,可以牺牲臀小肌,恢复臀中肌的张力。

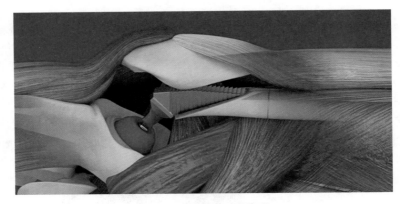

图4.29 髋关节试行复位

4.2.7 肢体长度的平衡

恢复下肢长度的平衡是获得良好效果的先决条件之一,也会有效避免患者对手术不满意,甚至纠纷。美国有报道称术后肢体不等长的问题是髋关节置换术引起法律纠纷的主要原因,我们国内虽然引起法律诉讼的不多,但如果髋关节置换术后肢体不等长,常常导致患者不满意,甚至投诉。

股骨短缩截骨或延长在高位先天性髋关节脱位或其他原因造成的脱位患者中较常用(图4.30),其他下肢不平衡的患者也需要实施,术前需常规拍摄下肢全长片,评估双下肢的真性骨性长度,拍摄仰卧位侧弯位片(Bending位片)评估腰椎骨盆倾斜是否可复。如果是腰椎融合、退变性侧弯的畸形固定,在神经血管不受损伤的情况下,延长肢体要尽量做到功能等长——相对等长。如果是年轻患者,腰椎柔韧性好,侧弯可复,尽量做到解剖等长——绝对等长,远期步态恢复更令人满意。需要指出的是,肢体绝对长度的恢复实际上很难,原因是即使是下肢的骨性长度是等长的,也不能保证下肢的长度在外观上平衡,因为此类患者的骨盆往往也有形变,骨盆的高度甚至髋臼位置的变化也会影响下肢的长短平衡。再者,我们术前测量的下肢长度多是从髂前上棘到内踝尖的距离,不是真实的下肢骨性长度,这是相对长度,它受股骨头脱位位置的影响很大,脱位后相对长度变得比实际长度要短,测量出来的长度不是真实的长度,除非是 CT 扫描的重建长度。

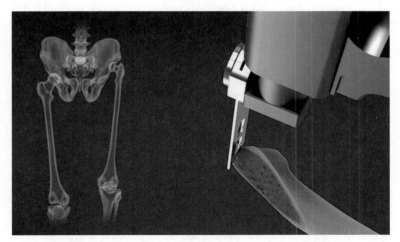

图 4.30 高位脱位的先天性髋关节脱位,脱位侧的骨性长度长于对侧,需要按需截骨,才能利于肢体等长和关节复位

肢体平衡的重要性已在上文中述及,但对于股骨近端畸形的患者还要考虑其关节能否复位以及保持稳定问题。肢体长短平衡是手术目标,而关节复位是基础。置换的关节一定要能在术中得以复位并保持稳定,追求肢体长度平衡才有意义。如果复位困难,就要检查软组织是否松解彻底。因此,术中在肢体长度平衡方面要有取舍,应不增加副损伤,特别是高龄脱位患者,其骨盆骨量少于正常成人,骨质也有改变,存在不同程度的骨质疏松,强行复位可能会出现骨盆髋臼骨折;但也要防止过度松解,过度松解会造成肌肉失神经化,导致术后肌肉无力,影响功能康复。

肢体长度的平衡原则:肢体长短平衡是目标,最大限度地恢复,以能满足复位稳定为第一要素,不能为了平衡而使坐骨神经牵拉过度,导致损伤,也要防止臀中肌的附着点因复位造成撕脱,影响髋关节功能。更应该防止骨盆及髋臼周围骨折造成不必要的麻烦,严重影响预后和康复过程。可利用不同人工股骨头颈长的微调来平衡双下肢长度的差异,同时要检查坐骨神经张力。这里再强调一下,不要过分追求双下肢完全等长,不强行复位,允许相差0.5～1.0 cm。少数患者可能会因为原先肢体长度差距过大,很难恢复长度平衡,这多是因感染性髋关节病变后遗症导致,可以在髋关节恢复后做小腿延长术给予纠正。对于这类患者,术者要在术前和患者及家属交流说明,避免纠纷,并告知患者及家属康复过程,以提高满意度。

4.2.8 大转子骨块的成形与固定

在实现股骨柄远端压配固定后,大转子骨块成形是实现假体近端适配的重要步骤,包括大转子骨块的开槽、复位和固定(图 4.31～图 4.33)。

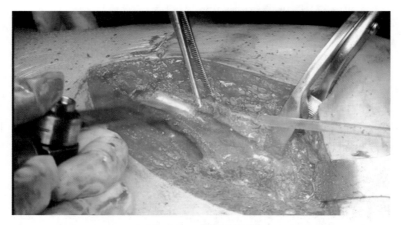

图 4.31 大转子开槽

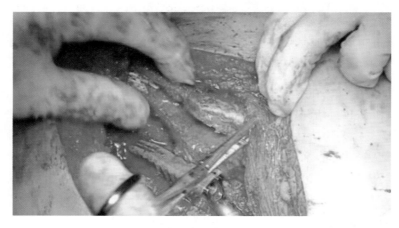

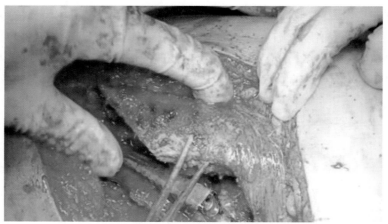

图 4.32 大转子骨块复位

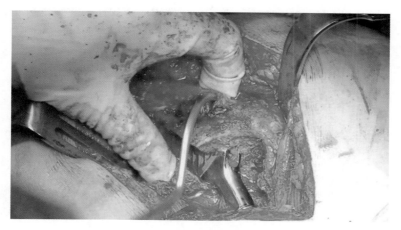

图 4.33　固定骨块

1. 大转子骨块的开槽

开槽在大转子骨块的髓内面,不管截骨前大转子的畸形方式如何,开槽的方向都是沿臀中肌、骨块和股外侧肌复合体的方向(图 4.20、图 4.29)。

开槽的深度和宽幅取决于使用假体的大小和要恢复的股骨偏心距大小。显露大转子截骨块内侧面,用股骨假体相应大小的股骨髓腔锉背面放在骨块的中央,长轴一致,标记截骨宽度(图 4.34~图 4.36),截骨深度要根据对侧的偏心距来确定,即偏心距大小决定骨槽深度(图 4.37)。

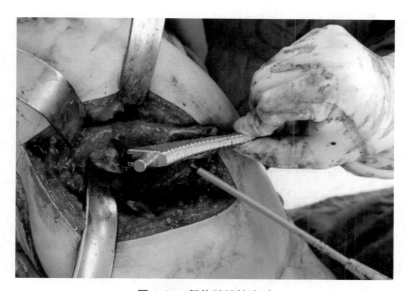

图 4.34　假体髓腔锉比对

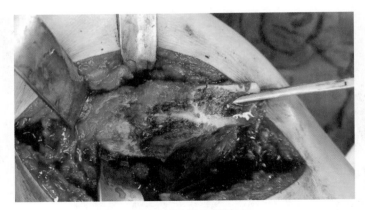

图 4.35　开槽位置标记

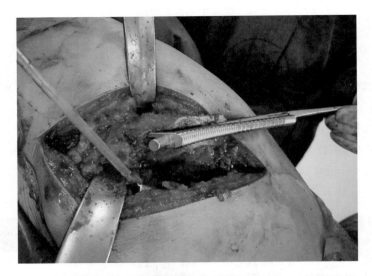

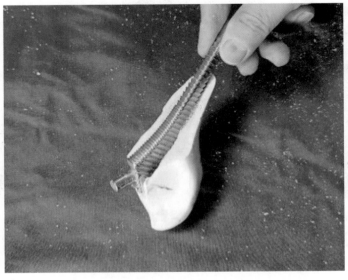

图 4.36　大转子骨块的开槽宽度和假体厚度一致

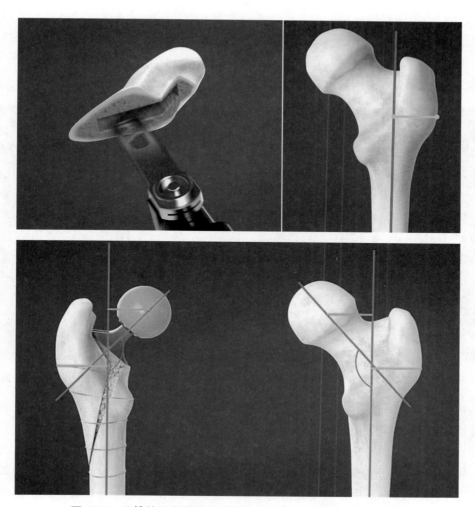

图 4.37 开槽的深度取决于对侧偏心距大小,以恢复对等为目的

（1）偏心距的确定

偏心距（offset）对术后髋关节的功能恢复非常重要,既影响关节的稳定性,也影响步态和关节假体的使用寿命。在股骨近端畸形的患者中,大转子存在不同方式、不同程度的畸形,在骨块与假体肩部匹配处理的过程中,优先保护臀中肌和股骨外侧肌在骨块上的附着不受影响,不能剥离,要把它们作为一个外形特异的肌骨块。骨块髓内侧的开槽方向与臀中肌和股外侧肌的方向一致。骨槽深度决定覆盖假体的骨接触面积,越深覆盖面积越大,固定越稳定,但深度影响髋关节的偏心距大小,应参照对侧偏心距给予重建。对侧偏心距越大,骨槽就越浅;对侧偏心距越小,骨槽就越深。

大转子骨块复位后,恢复偏心距,可能出现三种情况:第一种情况是骨块股骨刚好直接对合,钢丝固定即可。第二种情况也是较多出现的,是恢复偏心距需要骨块外移,也就是扩容,这往往会导致复位骨块时出现骨块股骨间的缝隙对合问题,也就是近端有间隙。如果间隙太大,将会影响骨愈合,可以使用自体骨植骨消除（图 4.38、图 4.39）,幸运的是,骨块远端是直接骨性接触,骨长不成问题,即使是骨块近端与股骨不愈合,也不会影响大转子的稳定。

需要注意的是,术中要尽可能避免大范围剥离骨块上的软组织以免发生缺血性坏死,恢复股外侧肌张力重新固定在大转子止点,这也是为什么我们不赞成使用大转子专用钢板的原因。第三种情况是大转子骨块有剩余骨,若不去除,将会使偏心距加大,这时要根据情况去除适量骨,使大转子骨块既能恢复偏心距,又能刚好与股骨对合,无缝连接。

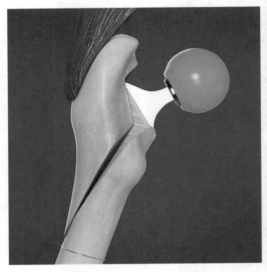
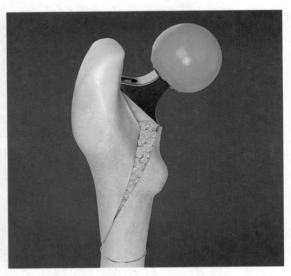

图 4.38 近端扩容造成骨块之间出现缝隙　　　图 4.39 骨块缝隙利用自体骨植骨,增加骨愈合

能根据需要对偏心距进行调节是既往存在的其他截骨方法不能或者很难实现的,这也是股骨近端截骨重建术的显著优点之一。

(2)骨块固定

大转子骨块固定是实现重塑的重要步骤,我们建议使用钢丝固定,用 3~4 道钢丝,由于骨块有一定的梯度,钢丝固定有滑动的趋势。固定钢丝移位后会出现骨块固定不确切,甚至失效。此时可以在骨块钢丝固定部位增加沟槽或用钻头钻孔(图 4.40、图 4.41),使钢丝穿过外侧骨皮质,防止钢丝滑动,保证固定效果不变。钢丝固定的优点前面已经提及。股骨近端截骨的骨块在矢状位(即上下方向)是比较稳定的,即使是固定不牢,也不会出现问题。当然,我们强调要牢固固定,这有利于术后早日活动,加快康复。

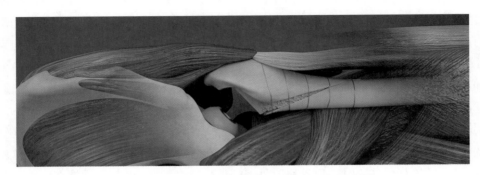

图 4.40 钢丝固定部位骨皮质开槽,防止钢丝滑脱

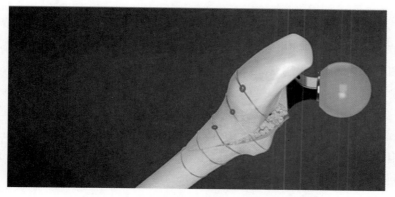

图 4.41　钢丝固定部位骨皮质钻孔，钢丝穿过固定

2. 植骨

　　为了提高大转子骨块复位固定后的骨愈合能力，可以局部进行植骨，我们应用最多的是磨臼时磨出来的骨泥。实际上股骨近端畸形矫正后，大转子复位，总因为旋转纠正留下一侧存在间隙，畸形越严重，扩容越明显，间隙越大（图 4.39），建议可以用切下的股骨头进行自体骨植骨，打紧压实。最后，在安装合适的股骨头之前，再次敲击股骨柄，以便固定得更坚实、可靠。少数患者股骨干骺端扩张明显，需要进行缩容才能使骨与假体接触，这类患者可以行珠帘式缩容术（图 4.42），不需要植骨或者植骨很少即能实现假体近端适配固定。

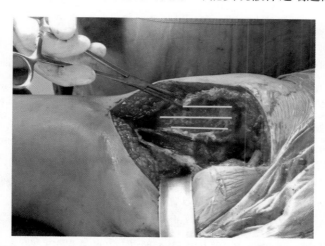

图 4.42　珠帘式缩容术：先将扩张的骨皮质沿长轴纵向不全锯开，复位后捆扎即可达到缩容的目的

3. 臀中肌的张力调整

　　大部分股骨近端畸形的患者臀中肌张力不影响旋转中心的恢复。但在感染后遗症的部分患者中，臀中肌需要调整，主要是松解周围瘢痕组织和紧张的筋膜。部分患者可以按照王坤正教授介绍的方法将大转子尖部成形，恢复臀中肌张力。

4. 髋臼重建优先还是股骨重建优先?

全髋关节置换术对普通的患者而言,髋臼侧和股骨侧的处理顺序可以有先有后,大部分术者选择髋臼侧优先,但有些病变如髋臼内陷、髋关节融合、各种原因造成的股骨颈短缩、髋关节僵直等会造成髋臼显露困难,这时需要先行股骨近端截骨,截骨后,增加显露和操作空间,松解可以在直视下进行。这样既能对重要组织进行保护,又能在直视下对髋关节周围的瘢痕、挛缩关节囊、增生的滑膜、瘢痕肉芽组织进行切除松解。我们知道,在通常情况下后方入路对前方组织显露困难,只要一截骨,前方的瘢痕和挛缩的组织就能直视下按需要进行切除和松解。同样,DAA 股骨近端截骨也可以做到直视下松解后方组织。

5. 术后处理

接受股骨近端截骨的全髋关节置换手术患者,股骨假体实现远端的适配和压配,初始稳定非常可靠,能满足负重需要,大转子骨块成形附着固定后,因为有上下肌肉的附着,不影响上下稳定,与假体之间沟槽适配,宽度按假体厚度修成,利用钢丝固定,固定非常可靠。虽然截骨和软组织松解都在术中有不同程度和方式的应用,但患者术后可以常规进行髋、膝和踝关节的肌泵运动,防止深静脉血栓形成;保持外展,如果下肢延长导致髋关节不能伸直,可以做下肢皮牵引;髋关节伸直后,患者可在双拐辅助下下床活动,根据复查的 X 光片情况,逐渐弃拐。注意加强臀中肌功能训练,参加康复训练部分内容。

参 考 文 献

[1] Paavilainen T, Hoikka V. Cementless total replacement for severely dysplastic or dislocated hips[J]. J Bone Joint Surg Br, 1990(72): 205-211.

[2] 李锋,田华,张克,等. 人工全髋关节置换中合并股骨近端畸形的股骨侧重建[J]. 中国修复重建外科杂志,2011,25(10):1188-1191.

[3] 李国远,尚希福,贺瑞,等. 全髋关节置换术治疗化脓性髋关节炎后遗关节畸形的临床研究[J]. 中国骨与关节损伤杂志,2014,29(10):972-974.

[4] 朱晨,尚希福,孔荣,等. 改良股骨大转子滑移截骨术治疗初次全髋关节置换股骨近端严重畸形[J]. 中国矫形外科杂志, 2018, 26(17): 1537-1543.

[5] Chen M, Luo Z, Zhu C, et al. A reliable femoral osteotomy in total hip arthroplasty for hartofilakidis type C cevelopmental dysplasia of the hip: proximal femoral reconstruction[J]. J Arthroplasty, 2019(34): 1162-1167.

第5章

高位先天性髋关节脱位的髋关节置换术

发育性髋关节发育不良（developmental dysplasia of the hip, DDH）是青壮年髋关节疼痛的主要原因之一，也是我国青壮年人群中接受髋关节置换的主要原因之一，在笔者所在医院骨科接受髋关节置换的患者中，髋臼发育不良的患者仅次于股骨头坏死的患者，尤其是女性患者。症状的轻重取决于髋关节的头臼吻合程度，单侧病变还是双侧病变也是影响主诉的因素。

描述关节脱位程度的分型很多，其中 Crowe 分型与 Hartofilakidis 分型（表5.1）是被广泛接受的两种 DDH 分型系统。Crowe 分型分为Ⅰ、Ⅱ、Ⅲ和Ⅳ型，Crowe 分型的Ⅲ和Ⅳ型为高位脱位；Hartofilakidis 分型分为Ⅰ、Ⅱ和Ⅲ型，分别为发育不全、低位脱位和高位脱位（图5.1～图5.3）。从实用角度来说，两种分型系统中，Hartofilakidis 分型更容易记忆，更方便分型。高位脱位的患者特征是组成髋关节的股骨头和髋臼自出生后或出生后不久就长期失去对合关系，造成两者不能正常发育，表现有股骨头畸形、髋关节中心偏高、股骨颈前倾角大、股骨的髓腔狭小、骨量不足、肌肉萎缩等，关节软骨也因长期失用造成变性。

67

表 5.1　Crowe 分型与 Hartofilakidis 分型

Crowe 分型	Hartofilakidis 分型
· Ⅰ型为股骨头移位距股骨头高度<50%，或距骨盆高度<10%	· Ⅰ型为髋关节发育不良，即虽有不同程度的发育不良或半脱位，但股骨头仍位于真臼内
· Ⅱ型为股骨头移位距股骨头高度 50%～75%，或距骨盆高度 10%～15%	· Ⅱ型为髋关节低位脱位，股骨头位于假臼内，但假臼下唇仍与真臼上唇毗连或重叠其上，术中真臼易被忽略
· Ⅲ型为股骨头移位距股骨头高度 75%～100%，或距骨盆高度 15%～20%	· Ⅲ型为髋关节高位脱位，股骨头向后上方移位，假臼位于真臼后上方髂骨翼上且与真、假臼均无接触
· Ⅳ型为股骨头移位距股骨头高度 10%，或距骨盆高度 20%	

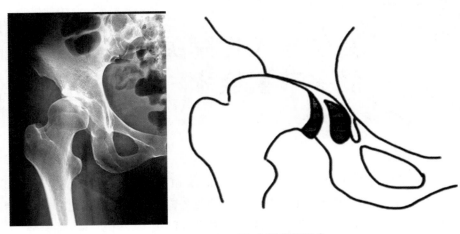

图 5.1　Hartofilakidis Ⅰ型发育不良

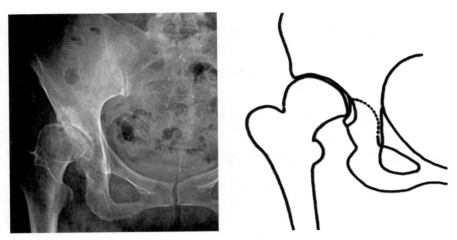

图 5.2　Hartofilakidis Ⅱ型低位脱位

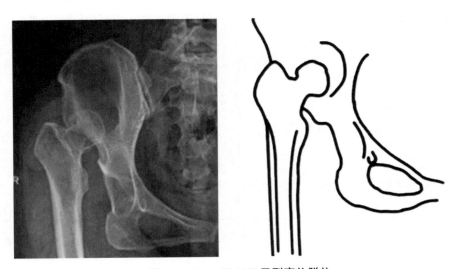

图 5.3　Hartofilakidis Ⅲ型高位脱位

DDH 早期症状较轻，头臼病变不明显的患者，如能有幸被发现，可以接受保髋治疗。如果疼痛严重，经影像学检查发现病变难以逆转，如头臼不合（incongruence）、软骨下骨囊性变、骨赘形成等，若髋部疼痛、跛行以及继发性改变等症状影响患者生活质量和工作，则建议患者接受人工关节置换治疗而不是保髋手术。理由有两个方面：一是不管采取何种方式的截骨，保髋手术的效果取决于股骨头和髋臼的吻合度，不适合高位脱位患者，再者手术技术难以掌握，出现关节炎改变后保髋效果也不是很满意。相反，人工髋关节置换不管是手术技术还是髋关节置换材料已经发生显著变化，效果也十分肯定，也能长期使用。二是任何一项技术的出现和发展基本都有时代的印记，不能再使用原本效果就不肯定或者有争议的手术方式处理现在的患者，如过去的 Colona 关节囊成形术在当时也是一种效果不肯定的手术方式。现在的人对活动要求高，工作方式、工作强度变化很大，关节置换材料也发生了翻天覆地的变化，等等，都是选择人工关节置换的理由。

对于发育不良和低位脱位的骨性关节炎患者，也就是 Hartofilakidis 分型中Ⅰ和Ⅱ型患者，技术操作难度不大。实际上，在我国因为是常见的髋关节置换原因，众多学者有非常丰富的临床经验，术后效果令人满意。对于高位脱位的患者，也就是 HartofilakidisⅢ型和或 CroweⅣ型的患者进行髋关节置换，在技术上则是一个挑战。这类患者曾被大家称为"现代髋关节外科之父"的 Charnley 列为髋关节置换手术的禁忌。随着髋关节置换技术的发展和经验的积累，尤其是髋关节假体材料的进步，这一手术的效果才被广泛认可，能极大地改善患者的生活质量，使患者融入社会的积极性大大提高（图 5.4～图 5.6）。

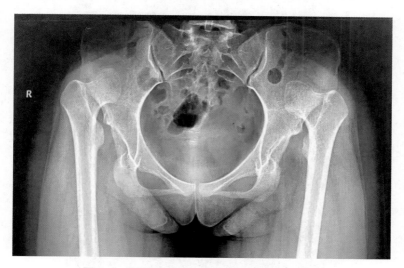

图 5.4　双侧髋脱位术前片，HartofilakidisⅢ型

接受全髋关节置换治疗的高位脱位 DDH 患者分两类：一类是此前未接受任何手术治疗的患者，这种情况在发达国家会越来越少，随着优生优育的普及，甚至会消失；另一类是因脱位接受保髋手术治疗失败的患者。两者的区别是原来的手术除影响手术入路的选择外，更主要的是原先的手术造成的软组织和骨性改变会增加手术难度，特别是软组织的手术后改变，这在进行髋关节置换手术入路选择、组织分离时要充分考虑，不然会增加并发症出现的概率，影响满意度。不管是否接受过治疗，共同的手术难点来源于髋臼侧重建和股骨侧重建。需要强调的是,高位脱位的先天性髋关节脱位手术的目的是改善患者生活质量,防止继发性损害加重,而不一定能完全恢复正常,实际上也很难恢复到正常状态。这需要在术前和患者及其家属沟通时说明,不能提高患者及其家属的期望值,或给患者不切合实际的承诺和期盼,使手术满意度下降,甚至引起纠纷,这不是为我们手术的不足找借口,而是实事求是。

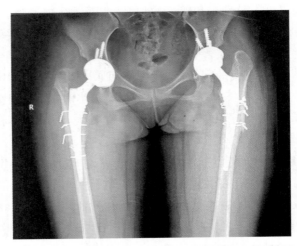

图 5.5　股骨近端截骨双侧髋关节置换术后片(陶瓷界面)

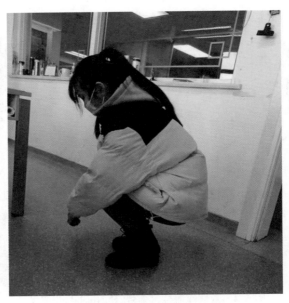

图 5.6　术后康复满意度较好

髋关节高位脱位患者,有的是双侧脱位,有的是单侧脱位。若为单侧脱位,对侧正常,术前要明确骨性下肢长度的差异,手术时尽可能恢复等长,但应以方便复位为主。只有在关节复位的基础上,才能考虑肢体长度平衡,理由在前面已经提到,不能为了延长肢体长度而强行复位,这样既会增加软组织特别是神经损伤的概率,也可能造成髋臼骨折甚至骨盆离断,肢体长度平衡是要尽可能完成的目标,这在患者术前沟通时要向患者及其家属说明。曾有一个病例,为了提高患者的肢体长度平衡,手术时没有对股骨进行短缩截骨,强行复位时造成骨盆离断,出现初始置换不得不按翻修处理的结果,这是非常深刻的教训,值得大家警惕。

对于双侧脱位患者,建议分期手术,每次完成一侧。第一次手术为对侧手术作参考和标准,以恢复关节稳定和功能为主,尽可能恢复肢体长度,关节易于复位,臀中肌张力合适。在做另一侧手术时,参照做好的一侧肢体长度并作为等长目标。髋臼位置、假体大小的选择要根据具体情况而定,不能形而上学,没有绝对的对称,尤其是高位先髋的患者,在我们的病例中,曾出现髋臼一侧直径是 46 mm,而对侧是 42 mm,还需要植骨。

就手术时机而言,单侧脱位患者的症状,尤其是疼痛、跛行,功能影响早且更明显,手术诉求早;双侧脱位的患者,症状出现晚,功能影响小,有时患者很晚甚至到了老年才接受手术。

任何成功的手术基本都具有精心的术前准备、精准的手术操作和精细的术后管理即围术期处理,高位脱位的髋关节置换手术更是如此。

5.1　术 前 准 备

5.1.1　影像学检查

影像学检查包括常规 X 光摄片、CT 检查、三维 CT 重建。

常规 X 光摄片可用于了解股骨头上移的位置和程度,也是进行分型的依据(图 5.7),有的病例用普通 X 光片分型很难(图 5.8)。另外,也可以从常规的 X 光片上观察到大转子的形态(是否内翻或者外翻等)和位置、小转子的大小以及股骨干髓腔的大小和形态等。CT 检查一方面能帮助我们术前对髋臼大小做初步了解,也可以帮助我们发现在股骨髓腔形态上的改变。三维 CT 重建可以更加详细地描述股骨近端畸形(图 5.9)。有条件的情况下,可利用术前的三维 CT 资料,做出 3D 打印模型,这可以更直观地帮助我们做术前规划,甚至可以模拟手术,做到"心中有术"。

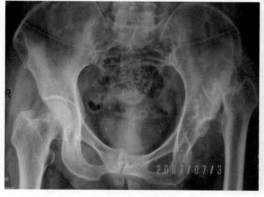

图 5.7　普通 X 光片可用于了解畸形和分型

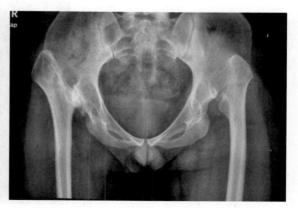

图 5.8　右侧大转子外翻,大小转子距离增大,小转子和髂骨形成假关节

71

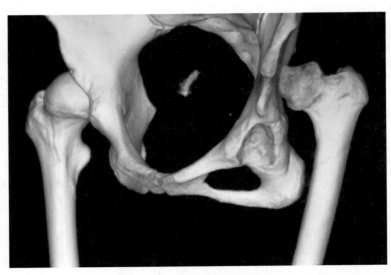

图 5.9　CT 可用于了解髋臼的大小和骨量最大的部位,有利于髋臼重建

下肢全长片(图 5.10)非常重要,不但能帮助我们明确下肢的骨性长度差异、畸形部位以及膝关节畸形的有无及其类型等,还可以预测术后肢体平衡的目标是否能够实现,也有助于术前和患者及其家属交流,帮助其理解手术过程及难度,避免期望值过高,造成不必要的不满意。对于单侧脱位,我们还要对继发性脊柱侧弯、骨盆倾斜等进行评估。如果脊柱侧弯为非僵直性,在恢复肢体长度时,要尽可能恢复等长;若为僵直性侧弯,则以恢复肢体相对长度平衡为主。

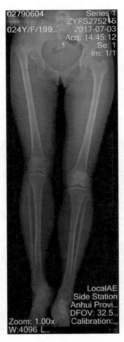

图 5.10　下肢全长片用于了解畸形部位、下肢骨性长度差异

5.1.2　人工关节假体的选择

用于初始置换的股骨侧的假体类型很多,除了表面假体和股骨近端固定性的短柄假体不能使用外,都可以用于股骨近端截骨重建的髋关节置换。锥度固定的假体能满足假体初始稳定的需要,即可达到假体远端的压配固定(press-fit),又能实现假体近端的适配固定(fit-fill)。借助术前影像资料,特别是 CT 资料,明确骨髓腔大小,确保假体的大小能满足术中髓腔太小或变异时使用。因为高位先天性髋关节脱位患者的股骨髓腔可能非常小,有时整个股骨直径才 1 cm 左右,现有股骨假体远端直径一般都在 8 mm 以上。有时只有强生公司的 Corail 假体、LINK 公司的 LCU 假体和捷迈公司的 Wagner Cone 假体的最小型号能满足需要,要根据需要选择备用。不建议使用骨水泥固定型假体,原因一是这类患者多为年轻人,活动量大,且髓腔细小,扩髓时松质骨保留量不一定能满足骨水泥固定的要求,导致假体长期固定效果不可靠;二是股骨髓腔细小,假体周围的骨水泥鞘薄,影响长期稳定;三是最重要的一点,骨水泥在截骨端会外渗,影响骨长入、骨愈合。因为截骨使手术变得容易,不需要组配假体。髋臼侧的假体的选择基于患者的骨量不足,患者年轻,预期寿命长,存在翻修的可能,建议使用生物型固定多孔髋臼杯,我们的患者大部分选用直径为 44 mm、46 mm 的,但要常备直径 38 mm 和 40 mm 的髋臼,以防不测。

5.1.3　内固定材料

内固定材料有钢缆、钢丝及相应引导器(图 4.14)。不建议使用钢板以及大转子钩板,这会增加大转子骨块的软组织剥离,增加肌肉损伤,导致骨块缺血,增加手术创伤和手术时间等。良好的器械会使手术变得容易、简单。

用到的特殊器械包括髓腔锉,它用于细小髓腔的扩容需要(图 5.11),直径最小要到 8 mm,否则现有假体很难使用。

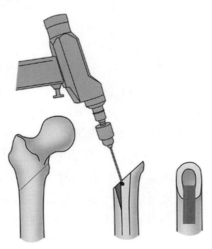

图 5.11　髓腔锉把骨皮质髓内侧做锥度成形,以适应假体的适配工作示意图

73

5.2 髋臼侧处理

　　本书主要介绍股骨侧近端畸形的处理,髋臼的重建非本书的重点,但任何病变都不是孤立的,往往相互影响,先天性高位脱位的髋关节置换更是如此,事关旋转中心的重建、关节的初始稳定和长期稳定等。此类患者的髋骨畸形尤其是髋臼畸形和骨量不足,常常导致重建难度较大,获得一个稳定、耐磨、能长期使用的髋臼假体复合体是手术关键之一。这里说明一下假体复合体的概念。我们所做的任何人工关节置换,都是在原先的关节部位重新建立一个新的关节组合单位。人工髋关节置换就是髋臼假体复合体和股骨假体复合体的重建。其他相关概念可以此类推。

　　在髋臼假体复合体重建时,由于髋臼侧局部骨量不足,保证假体长期稳定的基础是既能实现初始稳定,又需要臼杯能实现骨长入或(和)骨长上,所以,尽可能使用生物型固定髋臼。现在多家公司能供应多孔杯,涂层处理也容易实现骨长入,可以保证初始稳定的实现和长期骨长入的可能。活动界面的内衬要耐磨,也就是应选择陶瓷对陶瓷界面,尽可能减少因内衬磨损造成的翻修,不用担心陶瓷界面的碎裂和异响,我们的观点是陶瓷界面的碎裂大多是因为安装位置不对造成的,而异响的发生在我国非常少,主要与这类患者个子不高、体重多较轻有关。旋转中心不能绝对追求在真臼部位重建,要向髋臼稳定重建有所妥协,稳定是最大的追求目标,骨量最大的部位就是髋臼稳定的重建位置,也就是旋转中心的最佳位置。脱位的程度不同,骨量最大的部位亦不一样,非关节型高位脱位的患者,其真臼部位骨量最大,假关节型的高位脱位患者,其骨量最大的部位在真臼稍上方,这时不能绝对追求在真臼部位重建髋臼,原因一是臼杯直径小,不能或很难使用硬界面;二是骨量不足需要植骨,使初始稳定有风险。

　　对于原先保髋手术失败病例的全髋关节置换,真性髋臼的位置不好定位,我们可以用四种办法来确定:一是用前方入路手术找出髂前下棘,可以当作真臼上缘;二是髂前上棘与坐骨结节连线的中点就是髋关节的旋转中心;三是闭孔上缘就是髋臼的下缘;四是紧急情况下确有必要时术中透视确定。

　　高位脱位的髋臼重建方法有很多,有文章列举了十几种重建方法,非常混乱,这里只介绍笔者处理的相关经验,也是实践中已证明有效的经验。髋臼发育不良高位脱位的患者,整个骨盆的发育和股骨一样受到影响,主要是变形和骨量下降,尤其是髋臼部分。股骨头脱出后,髋臼没有受到股骨头的应力刺激,加上受拉长增厚的关节囊、髂腰肌、闭孔外肌以及后方外旋肌群的影响,形状不是正常状态下的圆形,而是呈底边在下的三角形,后方骨质也就是髋臼的后壁较厚,骨质相对较多(图5.12)。所以在真臼部位磨臼时注意适当向下、向后磨,保证前柱完整不被磨断的情况下小心磨臼,按同心圆打磨,安装时髋臼置在外翻45°及前倾15°左右。为了实现臼杯的初始稳定,如前所述,选择多孔生物型臼杯最佳,方便螺钉置入位置的选择,以获取有效固定,保障实现初始稳定。髋臼侧重建有时需要髋臼骨质的储存与假体稳定固定的互相妥协,在有足够的骨量做支撑的基础上,尽可能争取使用较大的髋臼杯,臼越大越稳,但要防止追求极端造成髋臼骨折甚至骨盆不连。在我们的病例中,髋臼杯直径多是 44 mm 或者 46 mm,只有个别患者使用过直径 40 mm 的髋臼杯,直径 48 mm 以上的髋臼也很少使用。

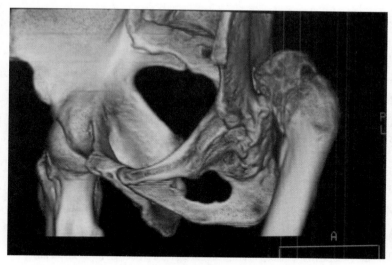

图 5.12　三维 CT 重建提示髋臼呈倒三角形,后方骨量相对较多

　　选择耐磨性能高的活动界面已是目前的共识。这要感谢材料科学家为我们的选择发明了耐磨的材料,不管是高交联聚乙烯材料还是陶瓷材料,其耐磨性能已被证明非常可靠。早期病例中我们使用的界面是金属对聚乙烯界面,致使有个别患者出现磨损,聚乙烯磨屑引起的骨溶解造成假体不稳使患者不得不过早地接受翻修手术。现在多是陶瓷界面,近期效果和长期效果都显示非常可靠。个子不高、年龄较大,尤其是绝经后的患者,往往髋骨发育差,体积小,骨量差,骨质疏松,强度差。这种情况下,应该避免为了使用硬界面而用适合陶瓷内衬的较大的髋臼杯,这种不切实际的追求有可能造成髋臼发生骨折,甚至离断,造成不必要的麻烦。针对这种情况我们建议使用陶瓷头,高交联聚乙烯配对,众多文献也证明了这种配对的长期效果的可靠性。

　　在真臼部位置入臼杯后,旋转中心下移至接近正常位置,这将使下肢长度延长明显,给关节复位造成不同程度的困难,甚至不可能复位,也会给股神经和坐骨神经带来损伤的风险。合适的方法是松解挛缩的阔筋膜张肌和髂筋束等软组织,必要时结合股骨短缩,而不是强行复位。我们曾有一位患者,骨质强度不高,可惜的是我们没有给患者做相应的骨密度测定,置入髋臼顺利,但是由于过度追求长度恢复至两侧平衡,强行复位造成股骨头对髋臼的压力太大,术中位置尚好,术后可能因为疼痛肌张力增加,致使术后第一天出现髋臼横断性骨折,还没出院就不得不进行翻修。

5.3 未经治疗的高位髋关节脱位股骨侧重建

髋关节高位脱位患者的股骨近端存在多种畸形。这些畸形包括外翻畸形、旋转畸形、股骨前倾角过大（注意：部分患者前倾角会小）、髓腔不规则、扁窄、皮质变薄等病理改变。需要说明的是，高位先天性髋关节脱位的股骨畸形还包括长度的改变。如果是单侧病变，则病变侧的骨性长度包括股骨和胫骨的总长度，多数比对侧骨性长度长，以股骨侧为主。我们的患者中有 70% 以上脱位侧的下肢骨性长度比对侧没脱位的下肢骨性长度长 2～3 cm。国内张洪教授报道了 67 位患者，其中男性 12 例，女性 55 例，发现大部分患者肢体长度高于对侧 2.2 cm 左右。土耳其的 Ömer Naci Ergin 报道了一组病例，大部分骨性长度比对侧长或相等，只有少部分短于健侧。可以说高位髋关节脱位患者的治疗集中了初始髋关节置换术中所有的技术难点，以至于有人将高位脱位的髋关节发育不良的髋关节置换手术称为"皇冠上的明珠"。所以，能够处理这个难题，举一反三，其他手术难题都会迎刃而解。

下面对手术技术进行介绍。

5.3.1 手术入路的选择

任何用于髋关节置换的切口均可使用，不建议使用外侧入路。对具体执行手术的术者而言，选用自己最熟悉的切口有利于完成手术，减少并发症出现的概率。

对处理病变而言，所有的手术入路中，前方入路显露髋臼更方便，后方入路显露股骨更方便。初始置换，这里指对于未接受手术治疗过的高位先天性髋关节脱位患者，前方入路切口更好，能更方便地松解紧张的阔筋膜张肌和缝匠肌（图 5.13），更有利于下肢长度平衡的恢复，有利于关节复位，效果尤其是早期效果更令人满意。前方入路除了具有上述优点外，它还是真正的肌间隙入路、真正的神经间隙入路，而且，前方入路对髋部的血供破坏也最少（图 5.14）。

我们知道，高位先天性髋关节脱位患者的手术需要显露的范围较大，后方入路可能会伤及支配臀大肌的臀下神经和支配臀中肌的臀上神经，前方入路则不会，且更有利于术后康复和功能恢复。如果是原来接受过后方入路手术的患者，术中需要观察坐骨神经的状况，建议取后方入路。各种切口的具体操作步骤和注意事项可以参照其他专著，这里不再详细介绍。本书只对各种疾病的特殊情况、需要特别关注的事项、在手术时需要给予相应处理之处介绍相关体会和经验，以便于达到手术目的，并方便手术。

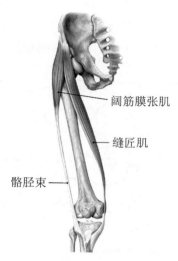

图 5.13　高位脱位时缝匠肌和阔筋膜张肌紧张挛缩,前方入路可以直接松解

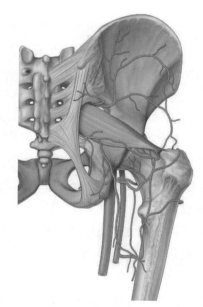

图 5.14　髋关节血供环示意图,前方入路对髋部的血供破坏少

1. 后方入路

患者侧卧位,屈髋 45°,以 Nelaton 线为中点(图 5.15),直切口,上端要达股骨头位置,下端先到坐骨结节水平,然后根据需要向上或向下延长。我们的经验是首先将臀大肌肌腱从股骨臀肌附着处用电刀切开(从附着部切开更有利于重建),长度控制在 2~3 cm,当然,切开长度应根据需要加以延长。显露坐骨神经并加以保护。此类患者的臀中肌往往是向上、向后水平位,可根据其在股骨大转子附着位置加以辨认并保护,外旋肌群的止点也会跟着大转子上移,在臀中肌下缘找到与外旋肌群的间隙,而后将外旋肌群从关节囊掀开剥离,从其

止点将它们以袖套方式剥离,这样在关闭切口时可以很容易地按袖套式缝合重建。关节囊切开,可见变形股骨头,关节软骨不均匀,无光。股骨头切除备植骨用,切除前可以先将股骨头锯成片状,这样比锯掉后更方便操作。之后继续全部切除或者部分切除关节囊。

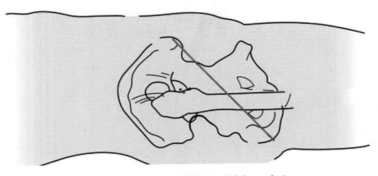

图 5.15　Nelaton 线帮助确定切口中心

2. 直接前方入路

直接前方入路(direct anterior approach,DAA)可以看作是对 Smith-Petersen 入路的改良。Smith-Petersen 入路原先一直是处理髋关节病变的经典入路,髋关节置换手术一度也采用这个切口,只是原来使用的假体、手术器械等不如现在使用的更佳,在操作时有一定困难,所以逐渐被其他入路替代。近几年微创手术特别是 ERAS(enhanced recovery after surgery,加速康复外科)理念深入人心,无创无痛的理念促使采用 DAA 的手术逐渐增加。

DAA 按患者体位分为两种形式:一种是经典传统的平卧位 DAA,一种是侧卧位 DAA。后者也就是笔者改良和倡导的前方入路,被中华医学会骨科分会前主任委员王岩教授称为"尚氏入路"并被大家接受和推广。它有以下几个优势:一是侧卧位处理髋臼比平卧位方便,更符合术者的习惯,尤其是对于高位脱位的患者,髋臼骨量最大的部分往往在后方,也就是在坐骨与髂骨的交界处,髋臼置入后缺损的部位也就是髋臼裸露部分往往是后上方,如果需要植骨加强特别是结构性植骨或者 Buttress 垫块时,侧卧位更加方便;二是在活动髋关节进行稳定性测试时,侧卧位更具有优点。

尽管 DAA 是目前比较热门的,也可能会成为未来的主流入路,但对于高位先天性髋脱位的患者,建议在熟练普通的髋关节置换 DAA 技术的基础上使用。股骨近端截骨重建需要对股骨近端加以显露,在股骨近端显露后,切口向远端腓骨小头方向延伸(图 5.16),也就是切口沿阔筋膜张肌的前缘方向向远端延伸到需要的长度,显露股外侧肌近端,将股外侧肌的前四分之三从近端向内侧分离,显露股骨近端,即可满足截骨需要(图 5.17)。

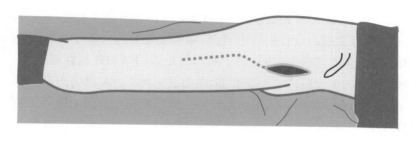

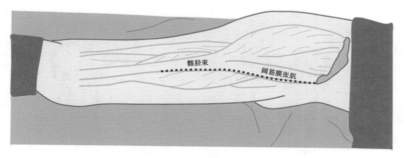

图 5.16　前方入路切口根据需要沿阔筋膜张肌前缘延长

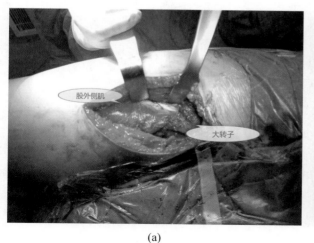
(a)

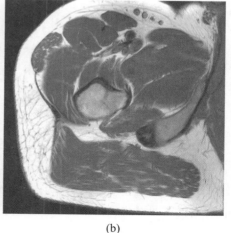
(b)

图 5.17　股外侧肌内四分之三向内侧掀开显露股骨近端

5.3.2　股骨近端截骨重建

1. 截骨

股骨近端显露清楚,保护周围软组织,根据不同入路,按图 5.18 所示进行截骨。截骨后会发现视野突然增大了,股骨上段原先牵不开或者上下活动范围很小,截骨后活动范围突然加大了。接下来要检查是否仍有挛缩组织存在及挛缩部位。牵引大转子骨块,看大转子尖端是否能降到髋臼上缘,绝大多数患者的臀中肌、臀小肌很少挛缩,影响大转子下拉的主要因素是附着的关节囊、挛缩的外旋肌群、粘连的瘢痕等。采用前方入路时除大转子附着的外旋肌群外,还要注意臀大肌的股骨粗隆附着部,如果发现影响大转子复位,要予以松解。注意要在转子内侧即截骨面内松解,防止臀中肌和臀小肌的结构完整性被破坏。限制股骨向下的主要是内收肌群和臀大肌的股骨附着部,主要是采用 DAA 时会出现,而后方入路出现较少,原因是在后方入路显露时其已被切断松解。髂腰肌很少会影响股骨下拉,这类患者多数是髂腰肌本来就被延长了。

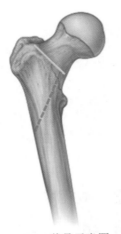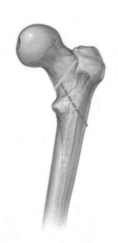

DAA截骨示意图　　　　　　后方入路截骨示意图

图 5.18　前后路不同入路股骨近端截骨

2. 内收肌松解

松解内收肌的传统方法是在股内侧做一个切口来实施,即使是经皮松解,也容易增加污染和感染的可能性。我们的方法是:采用后方入路在臀大肌附着点下把耻骨肌、短收肌、部分可能的长收肌和大收肌从股骨近端附着点剥离,注意保护股深动脉的穿支,避免大出血,袖套式剥离即可达到目的,又能安全防范出血。

3. 重建

按照前面章节所述的股骨近端截骨重建方法先进行远端重建,远端假体重建稳定后,试行复位,目的是检查关节的稳定性和肢体长度的平衡情况。肢体长度的平衡先要以关节复位为前提,再最大限度地满足平衡需要,不能为了追求长度平衡,不进行必要的股骨短缩,强制甚至暴力复位,造成副损伤,如髂嵴撕脱性骨折、骨盆髋臼骨折等,得不偿失。注意复位时体位保持在膝关节屈曲位,避免坐骨神经因牵拉受到损伤。大部分高位先天性髋关节脱位患者都需要短缩股骨,原因前面已经说明。短缩的方式是根据需要从近端依次向远端截取所需长度(图 5.19),甚至小转子也会被截去,但不要担心髂腰肌的附着问题,这部分患者髂腰肌的功能术前已经丧失或大部分失去功能,小儿的先天性髋关节脱位在切开复位时,髂腰肌肌腱也被松解切断。经 DAA 进行股骨近端截骨重建时,建议在股骨侧假体置入前或者关节复位前,将钢丝预穿在大转子骨块的皮质上,大转子骨槽也在股骨假体打入前准备好,这样有更大的操作空间,便于操作。如果在假体置入后或者关节复位后再进行大转子骨块的处理,相对操作空间会变小,将增加手术的时间和调节骨块位置的难度。

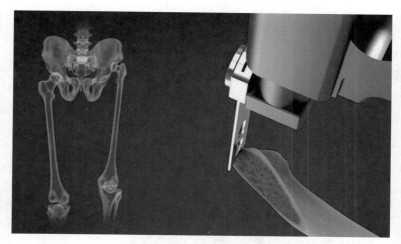

图 5.19　术中根据股骨长度的平衡和复位需要进行短缩截骨

5.3.3　术后康复

术后康复对任何手术都非常重要,此类患者的康复方法可以分为两部分:一是基本的康复过程,预防血栓、加强肌肉活动等;二是个体化康复。个体化康复主要是针对患者的肢体长度不平衡、骨盆倾斜、肌肉失用性改变、脊柱侧弯甚至膝关节紊乱造成的一系列问题做出相应的处理和指导。几乎所有患者在术后都会因为肢体延长导致下肢不能伸直,髋关节和膝关节均维持在屈曲状态,有的患者疼痛感非常明显。因此,做好围术期尤其是术后镇痛,有利于早日恢复,同时可给予患肢皮牵引,大部分患者在1周时间患肢可以完全伸直。一旦患侧下肢能主动伸直,就可以下床,拄拐部分负重行走。术后6周左右可以单拐负重行走,8~12周可弃拐行走。患者步态恢复需要更长时间,这与患者年龄和病变程度有相关性。

典型病例1　**单侧脱位(股骨近端截骨矫正股骨侧畸形,增加显露,方便松解)**

患者女性,30岁,主诉左侧跛行25年,左侧髋关节活动后疼痛10年,逐年加重,严重影响生活5年入院。2年来腰部亦出现酸痛,有时影响睡眠。无左髋部感染病史,左髋原先没有接受过手术治疗,只是对症处理。

入院检查　左髋短缩跛行,髋关节活动度好,局部无瘢痕,下肢相对长度左侧比右侧短约4 cm。其他关节活动度在正常范围。

化验室检查　血常规正常,血沉和CRP在正常值范围内。

影像学检查　骨盆后前位片(图5.20)示左侧单侧脱位,Hartofilakidis Ⅲ型,骨盆发育差,骨盆倾斜明显。下肢全长片(图5.21)示整个左侧骨骼发育小于对侧,下肢骨性长度短于对侧约2 cm,主要在股骨侧。骨盆CT(图5.22)提示髋臼浅,前后直径小,后方骨量较多,周围软组体萎缩。

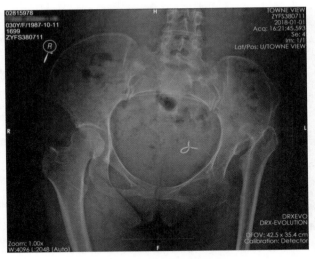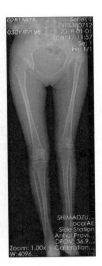

图5.20　术前骨盆后前位片　　　　　　　　图5.21　术前下肢全长片

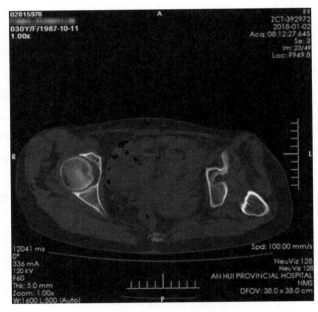

图5.22　术前CT提示后方骨量大

诊断	左侧先天性髋关节脱位,HartofilakidisⅢ型。

病理特征	左侧髋骨整体发育小于对侧,骨量最多的位置介于真臼与假臼之间稍

高一点。股骨侧近端主要改变是股骨头变形、变小,干骺端锥度变化不规范,股骨髓腔细小,颈干角增大,旋转畸形。虽然下肢相对长度左侧比右侧短约4 cm,实际骨性长度脱位侧下

肢长于对侧约 2 cm。

手术难度　髋臼重建和股骨重建，以及下肢等长恢复。因患者骨量不足，术前应准备小直径多孔臼杯、小号股骨柄；同时准备陶瓷内衬和高交联聚乙烯内衬，供术中选择使用；准备固定钢丝及导引器备用。

手术过程

（1）后方入路，侧卧位，保障人体尤其是骨盆固定确实。切口以 Nelaton 线为中心，切口上方达脱位股骨头相应位置，下方根据需要适当延长。在做皮肤切口时，助手可适当牵引下肢，避免上方切口过高。臀大肌纵行分开后，先找到坐骨神经并加以保护；仔细辨认梨状肌上缘，然后将整个外旋肌群以袖套方式从附着点切开，并从关节囊处分离牵开；切开关节囊，股骨头脱出，自基底部截断，股骨头切片备用。切除关节囊并找出真臼，有的文献提及利用圆韧带找真臼，但不太切合实际，因为部分患者圆韧带断裂吸收。

（2）重建髋臼。真臼显露清楚后，看到其呈倒置三角形，前壁完整，最大骨量部位在真臼的稍后上方。先用电刀按如图 5.23 所示画出髋臼的位置，画线内的骨皮质可用骨刀等先行去除，方便接下来的髋臼打磨。使用多孔生物型臼杯，直径 44 mm，螺钉固定，臼杯外上方部分裸露，不需要做结构性植骨，植少许磨臼时磨出的骨泥。这种植骨技术已被上海交通大学附属第九人民医院朱振安、李慧武教授证明效果非常好，方法简单。我们的经验也是如此，佐证支持了他们的结论。而且，以目前国内外的制造技术，髋臼杯的表面处理很可靠，其骨长入或骨长上已经较为成熟。内衬为陶瓷。

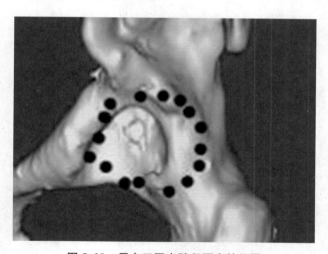

图 5.23　用电刀画出髋臼预定的位置

（3）股骨重建。先按股骨近端截骨技术要求进行截骨（图 5.24），截骨后进一步松解挛缩组织，主要是近端大转子骨块的前方关节囊和股骨近端附着的内收肌群；股骨短缩 2 cm，股骨侧重建方法按前文所述完成。在大转子成形复位固定前试行复位，确定关节稳定性和是否能恢复等长。使用 LINK LCU 全涂层柄最小号假体，骨块钢丝固定。活动界面为陶瓷对陶瓷界面，陶瓷头直径为 32 mm；术后下肢短缩纠正令人满意，长短差异相对长度在 5 mm 以内。

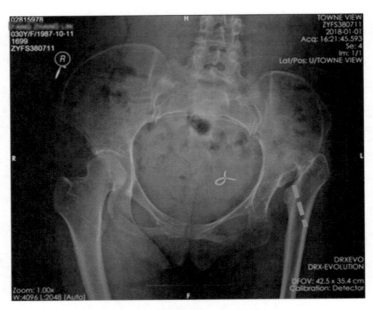

图 5.24　截骨位置(红色虚线)

（4）术后骨盆后前位片如图 5.25 所示，下肢全长片如图 5.26 所示。

84

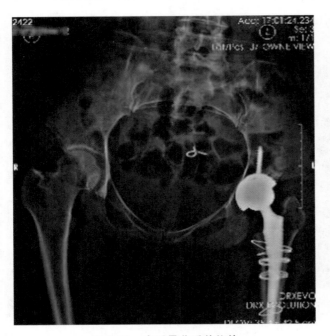

图 5.25　术后骨盆后前位片

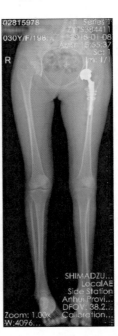

图 5.26　下肢全长片示基本恢复等长

术后处理　术后第二天即在双拐辅助下部分负重行走。术后骨盆倾斜逐渐恢复，随访效果满意。

典型病例2　**双侧先天性髋关节脱位，一侧高位脱位，一侧低位脱位，有利于松解和重建**

患者女性，51岁，双侧髋臼发育不良髋关节脱位，幼年没被发现，也没有明显症状。中年后左侧髋部疼痛，右侧疼痛症状较轻，近几年左髋疼痛明显加重，严重影响日常生活和工作。

　　入院检查　　一般状况好，跛行明显，右髋活动度好，左髋活动轻度受限。腰椎前凸明显。两肩平行。下肢相对长度：测量双下肢髂前上棘到内踝长度，两侧相差3 cm。

　　化验室检查　　血常规检查、血沉和CRP在正常值范围内。

　　影像学检查　　骨盆后前位的X光片见双侧髋臼发育不良，髋关节脱位，右侧HartofilakidisⅢ型，左侧HartofilakidisⅡ型，左侧关节型，骨赘明显（图5.27）。

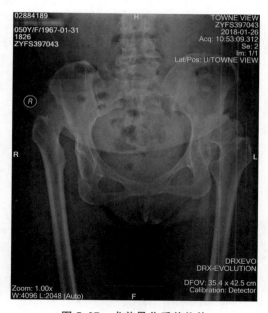

图5.27　术前骨盆后前位片

　　诊断　　双侧髋臼发育不良，髋关节脱位，右侧为HartofilakidisⅢ型，左侧为HartofilakidisⅡ型（关节型）。

　　病理特点　　双侧脱位，一侧为低位脱位假关节型，一侧为高位脱位非关节型。患者年龄为51岁，保髋治疗已失去时机。右侧为非关节型，髋关节发育不良脱位的病理改变前文已述，本例也不例外，脱位位置较高，小转子已达真臼上缘，股骨头脱位在两个股骨头以上。左侧病变相对较轻，脱位位置低，小转子在坐骨棘水平，假臼紧邻真臼并位于真臼之上。

　　手术治疗先做哪一侧，何者为先，应遵守两个原则：一是患者的主观愿望，二是有利于恢复两侧下肢的长度平衡。本例患者要求先行左侧手术，原因是疼痛明显。我们认为应该分期手术,先行手术一侧可以作为对侧的标准,右侧肢体高位脱位,手术难度相对较大,可以先做手术,并在尽可能延长肢体的情况下,恢复为稳定的关节。说服患者及家属,详述理由,取得理解,先行右侧手术。

手术难点　　本例患者手术难度在于三个方面:一是松解显露,位置高,难度大;二是髋臼侧重建;三是股骨侧重建,尤其是右侧股骨侧重建更为困难,主要是干骺端的锥形结构不明显,髓腔细小、颈干角大、肢体长度不一致。左侧手术相对容易。要准备多孔小臼杯、骨块固定钢丝等。

手术过程

分期手术,先做右侧高位脱位侧,为低位脱位骨关节炎严重的左侧做标准。

(1) 采用后方切口,以 Nelaton 线为中心,在牵引状态下,切口上方达脱位股骨头相应位置,下方根据需要适当延长。在切口选择时适当牵引术侧肢体,目的是让上移的股骨头下移,否则切口容易高,创伤大。显露并保护坐骨神经;分离保护臀中肌,外旋肌群以袖套方式从附着点切开,并从关节囊处分离闭孔外肌腱间隙;切开关节囊,股骨头脱出,自基底部截断,股骨头切片备用;切除关节囊并找出真臼。

(2) 髋臼重建。在最大骨量部位即真臼部位重建髋臼。选用髋臼直径 44 mm 的生物型髋臼杯。

(3) 牵引术侧肢体,见小转子不能达到坐骨结节水平,大转子顶点不能下移到髋臼上缘水平,随后按股骨近端截骨技术要求进行截骨(图 5.28),截骨后进一步松解挛缩组织,主要是近端骨块的前方关节囊。

(4) 重建股骨侧。具体方法见前文所述,特殊点是按复位优先原则进行长短重建,为对侧的长短做标准。

(5) 术后片,如图 5.29 所示。

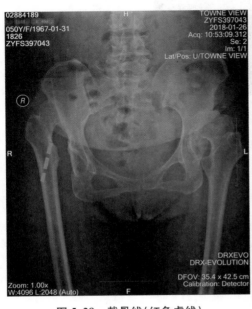

图 5.28　截骨线(红色虚线)

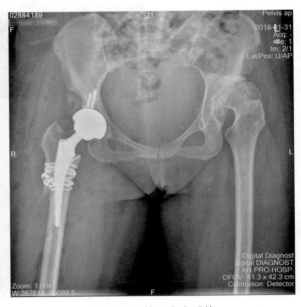

图 5.29　第一次术后片

　　术后处理　常规预防感染和深静脉血栓形成。在双拐辅助下部分负重行走。术后6周脱拐活动。

　　3个月后右侧恢复良好,截骨骨块骨性愈合。9个月后(图5.30)施行左侧手术。

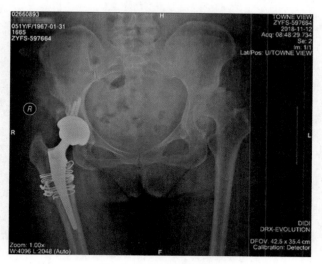

图5.30　第二次术前片

　　本例我们在左侧手术前量取了右侧的肢体相对长度,即髂前上棘到内踝尖的距离,作为左侧长度平衡的依据,如图5.31所示。注意在测量下肢相对长度时,双下肢要平行,垂直于髂前上棘连线。第二次手术因为是低位脱位未做截骨,手术创伤小,故术后按常规手术处理。

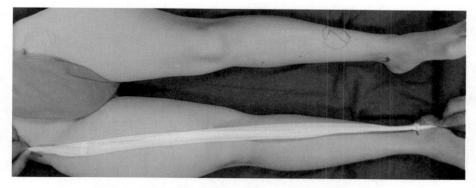

图5.31　髂前上棘到内踝尖的距离,作为左侧的恢复标准

　　第二次术后片如图5.32所示,下肢全长片示下肢骨性长度等长,如图5.33所示。患者康复过程顺利。

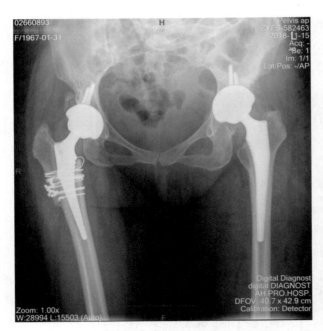

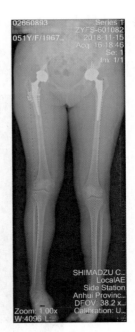

图 5.32　第二次术后片　　　　　　　　图 5.33　第二次术后下肢全长片

典型病例 3　　**双侧高位脱位（矫正股骨近端畸形，方便松解，易于肢体等长恢复）**

患者男性，44 岁，双侧髋关节脱位，早期没有任何疼痛，只是表现为步态不好，没有被发现，更没有接受治疗。近期因出现臀部疼痛，特别是腰痛也明显加重入院。无感染病史，未接受任何治疗。

入院检查　　一般状况好，跛行明显，主要是臀中肌步态。腰椎前凸大。双下肢相对长度基本一致，肩部平行。值得一提的是，患者膝关节反屈，腕、肘关节活动度大。

化验室检查　　血常规正常，血沉 12 mm/h，CRP 3 mg/L。

影像学检查　　骨盆后前位片显示双侧髋关节发育不良高位脱位，为假关节型，Hartofilakidis Ⅲ 型（图 5.34）。

术前下肢全长片提示下肢骨性长度基本相等（图 5.35）。

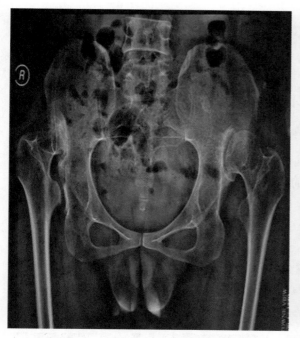

图 5.34　术前骨盆后前位片示双侧脱位

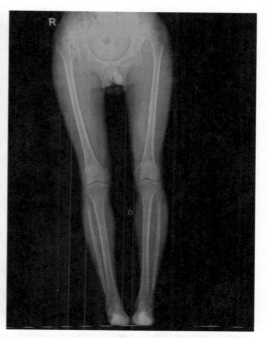

图 5.35　术前双下肢全长片示下肢骨性
长度基本一致

CT 重建见髋臼呈倒立三角形，后壁骨量大，可以满足陶瓷对陶瓷界面的髋臼重建要求（图 5.36）。

89

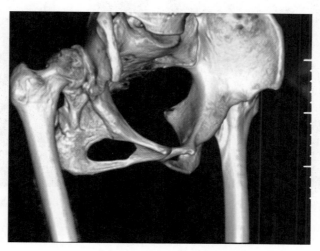

图 5.36　术前 CT 重建片显示右侧髋臼畸形

| 诊断 | 先天性髋臼发育不良——高脱位型。 |

| 病理特征 | 男性患者，高位脱位者少见，膝关节反屈和其他关节松弛，特异性体质，关节松弛症，术前排除了 Ehlers-Danlos 综合征。双侧脱位，假关节型，脱位位置高，小转子已达真臼水平，髋臼侧和股骨侧的畸形两侧基本一致，恢复两侧一致相对容易。骨盆骨量 |

少,骨质强度亦不高。

手术难点 高位脱位的先天性髋关节发育不良患者的手术难题基本一致:髋臼重建、股骨重建和肢体等长恢复。本患者为双侧高位脱位,相对来说简单一点,对于男性的高位脱位,我们建议注意检查是否为结缔组织疾病造成的,关节松弛是结缔组织疾病的共同表现,容易关节不稳导致脱位,这在手术时要给予关注。脱位位置高,股骨需要短缩。

手术过程 分期手术,先做右侧全髋关节置换手术。

(1) 后方入路。这位患者是较早期的病例,我们选择的是后方入路,现在我们在治疗类似的患者时进行关节置换手术基本都使用前方入路。其优点在上文已述。

(2) 髋臼重建。在骨量最大处置臼,采用多孔生物型臼杯,髋臼直径 46 mm,用 2 枚螺钉加强固定。

(3) 股骨重建。如前所述患者关节脱位位置高,小转子已经达到真臼上缘水平,需进行股骨近端截骨(图 5.37),股骨短缩 2 cm 左右,切除小转子,髂腰肌得以松解。股骨假体为 LINK LCU 柄,最小型号。界面为陶瓷对陶瓷界面。

(4) 术后片。如图 5.38 所示,髋臼位置良好,旋转中心理想。

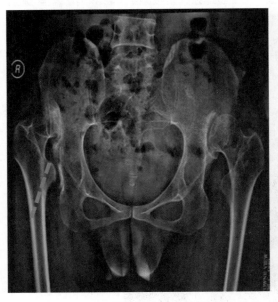 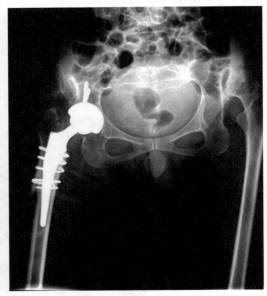

图 5.37 截骨部位(红色虚线) 图 5.38 第一次手术术后复查片

术后处理 术后康复顺利,截骨处骨性愈合。

3 个月后右髋功能恢复满意,患者要求左侧手术。重建左侧时以右侧为标准,目标一是获得一个稳定的髋关节,二是下肢等长。所用假体和右髋相同。术后片如图 5.39 所示。

此例患者先做一侧手术,康复后再做对侧,虽然增加了患者的康复周期,但是从安全角度看,减少了患者出现并发症的可能性。虽然全髋关节置换术是成熟技术,但它仍是一个大手术,更何况是对于双侧高位脱位的患者,一次手术潜在风险较大,不宜提倡双侧同时完成手术。

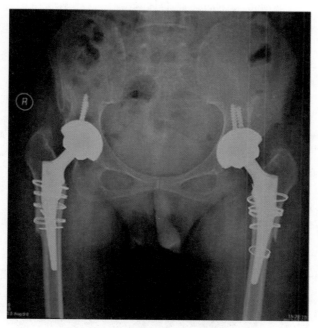

图 5.39　左侧手术后的骨盆后前位片

5.4　治疗失败的髋臼发育不良高位脱位的全髋关节置换术

　　发育性髋关节发育不良高位髋关节脱位的治疗方法分为两大类:保髋和人工关节置换。保髋手术有两种类型:一是恢复正常的头臼解剖关系,二是保留脱位的头臼关系,进行股骨近端截骨,改变负重力线。前者用于患者早期发现,早期诊断,切开复位或结合截骨的保髋治疗,目的是为患者恢复一个解剖关系正常、功能正常的髋关节。然而,并不是所有的患者都是幸运的,部分患者发现时已经失去了髋关节头臼的磨合最佳时间,手术虽然能使股骨头和髋恢复解剖关系,但软骨变性或头臼畸形不能很好地塑形,导致髋部疼痛和跛行。部分患者也会因手术失败造成恢复不完善。失败的形式有复位不佳、再脱位、截骨畸形愈合和髋关节骨性关节炎等。后一种保髋手术在当今被认为是不完善的手术方式。高位髋关节脱位在早期没有得到及时治疗,解剖复位不能给患者带来无痛的髋关节时,早期常常施行的挽救性手术是转子下外展截骨(Schantz 截骨,图 5.40),但这种效果无法令人满意的手术被认为是不完善的。诚然,我们评价一个手术的好坏要用历史的眼光去看,以前这个手术一度也很流行,那是基于当时的认识水平和社会发展状态。患者截骨后仍不能恢复一个稳定、无痛的髋关节,跛行严重,严重影响生活质量。另外,部分低位脱位或者髋臼发育不良的患者,在接受切开复位或髋臼周围截骨的同时接受股骨转子下旋转截骨,后期会出现髋关节骨性关节炎,疼痛,影响生活。

　　实施以前患者可能接受的髋关节融合术现在已越来越不现实,也不仁道,因为人工关节置换技术出现初期,不论是在技术层面还是假体材料方面都不能与现在的相比。绝大部分患者应该接受髋关节置换手术,它能最大限度地改善患者的生活质量,也是时代进步给患者带来的福音。

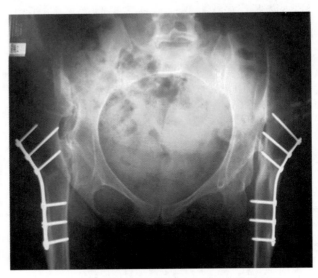

图 5.40　双侧高位先髋脱位 Schantz 截骨术后

不管是切开复位失败还是合并转子下外展截骨和(或)去旋截骨,这些患者在进行髋关节置换手术时都会遇到不同形式和程度的困难。一是原切口对显露的影响,术者对原切口是否熟悉及熟悉程度;二是股骨近端畸形、髓腔实变,影响扩髓和假体的适配,甚至会导致假体的穿出等;三是原先的内固定可能存在,再次手术时,内固定需要取出,应给予特殊准备,过去的内固定螺钉的材质和形状与现在的亦不相同。内固定的厂家基本上不容易确定,好在现在有满足多种内固定取出需要的专用内固定取出工具包。

1. 手术切口

过去的保髋手术,基本都是采用前路的 Smith-Petersen 入路,切口往往偏髂骨侧而且很长,大部分患者原切口把瘢痕切除后,基本能满足显露髋臼和处理股骨截骨的需要(图 5.41),这样既减少创伤又美观,否则会出现如图 5.42 所示的情况。如果原切口长度不足(图 5.43),可向远端延伸,方向是沿阔筋膜张肌方向,指向 Gerdy 结节(图 5.16)。对原手术瘢痕的切除过程也是松解过程,但要注意防止术中增加对肌肉组织的破坏。方法是从正常组织向瘢痕区游离,也就是我们倡导的向心性游离,可以有效避免损伤肌肉组织,同时需注意对血管神经的保护,特别是对后路坐骨神经、前路股神经的保护。

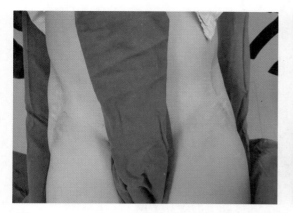

图 5.41 Smith-Petersen 切口,瘢痕切除基本满足显露需要

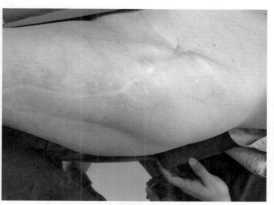

图 5.42 不采用原切口将增加更多的创伤

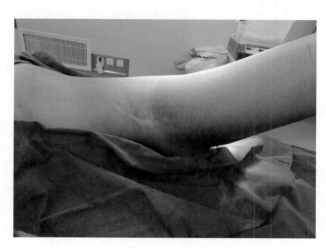

图 5.43 切口需沿阔筋膜张肌方向按需延伸

93

任何手术的切口选择都必须遵循以下原则:一是有利于病变的处理,二是有利于达到手术目的,三是术者对使用的切口熟悉。需要强调的是,在进行这种高位先髋脱位的高难度手术时,不能一味强调使用原切口,而要选择术者最熟悉的切口,否则会增加手术并发症的出现概率,得不偿失。

2. 内固定处理

如果原先手术的内固定物没有取出,内固定取出术最好和关节置换手术一期完成。注意在进行截骨前不要取出内固定,也就是说内固定取出最好在髋臼重建完成后进行,确保术中不出现意外骨折。当然,如果显露困难,也可以先内固定取出并完成股骨近端截骨。早期的内固定长时间留在体内,部分会被骨质包埋(图 5.44),加之,过去的螺钉可能因骨质包埋紧固,取出时特别容易断,钢板取出往往也很困难,或者根本无法取出,所以,术前要准备断钉取出器等相关器械。如果强行取出,会破坏大转子或者整个近端骨质,如果不影响假体固定,内固定也可以保留,至少可以部分保留(参见下文中的图 5.57)。

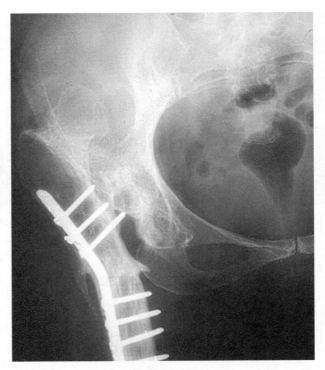

图 5.44　钢板被骨质部分包埋,螺帽需要"一"字形起子

3. 髋臼重建

髋臼重建和未经治疗的高位脱位一样,在骨量最大处置臼,选用非骨水泥固定多孔假体,界面以陶瓷对陶瓷界面为首选。

4. 股骨近端截骨重建

保髋术后患者的股骨的变形特别是髓腔的实变和形变,导致扩髓困难,是实现股骨假体和近端骨床适配或者压配的主要障碍。理论上,只要不是近端固定的假体,都能满足手术的需要,优先选择锥度固定股骨柄假体,通过梯度加压,可以实现远端压配,近端畸形矫正,假体实现适配,保障假体的初始稳定。我们需考虑到这类患者可能骨发育不好,在准备假体时要准备小号的假体供使用。可喜的是,现在假体的表面不管是有沟槽还是微孔,骨长入或者骨长上都比较可靠,只要保证初始稳定,假体的长期稳定就能实现。

原则上髋臼重建优先,如果粘连明显,影响显露,也可以先进行股骨截骨(按股骨近端截骨重建术进行),截骨后松解更直接、更彻底、更方便,寻找髋臼也较容易。先进行股骨截骨的唯一缺点是可能增加术中的出血量。如果截骨后能方便手术和提升手术效果,截骨不失为上策。

5. 术后康复

所有患者的康复目标都是一致的,康复方法有共同点,也有个体化的部分,主要是要根据患者下肢长度的平衡帮助患者进行康复。具体参见相关章节。

 典型病例1 **切开复位失败病例（矫正股骨近端畸形，方便软组织松解，肢体长度易于恢复）**

患者女性，45岁，左侧先天性髋关节脱位，3岁时发现并接受切开复位联合骨盆Chiari截骨术，手术失败，跛行，疼痛不明显，一直坚持。近年出现疼痛加重，严重影响生活，并出现夜间酸胀，影响睡眠。

入院检查 一般状况好，跛行，臀中肌步态。前次切开复位的手术瘢痕如图5.45所示。髋关节僵直，外展内旋受限明显。左下肢髂前上棘到内踝尖距离比对侧短约2 cm。

化验室检查 血常规正常，血沉17 mm/h，CRP 3 mm/L。

影像学检查 骨盆后前位X光片检查如图5.46所示，见大转子上移内翻畸形，转子尖已达坐骨大孔上缘水平。股骨头大部分吸收，和髂骨壁形成假关节。股骨上段细小变形。同侧髋骨比对侧发育明显差。同侧髂骨有原手术取骨留下的缺损。

诊断 左侧先天性髋关节脱位术后失败，HartofilakidisⅢ型。

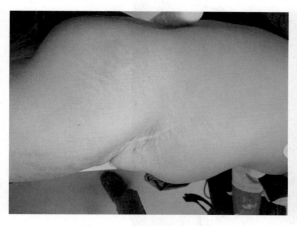

图5.45 原手术切口瘢痕

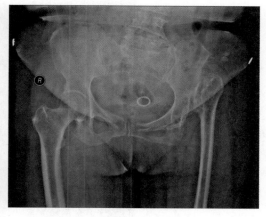

图5.46 术前片，脱位 HartofilakidisⅢ型

病理特征 左侧髋关节高位脱位，单侧脱位，股骨头变形，颈短，大转子上移明显，达坐骨大孔水平，小转子在真臼上缘水平；股骨近端尤其是大转子内翻，髓腔细小变形；髋臼部分骨量不足，阔筋膜张肌和臀大肌及髂筋束挛缩明显。

手术难点 本例患者手术难点在于四个方面：一是切口的选择和软组织的松解，患者原先有前路手术史，如果不熟悉前路，会选取新切口，增加创伤，原先手术遗留瘢痕粘连等。如果不采用原切口，前方软组织瘢痕附着，将造成下肢平衡困难，特别是缝匠肌和阔筋膜张肌的挛缩，亦会造成复位困难。二是髋臼侧骨量不足，使用大臼有难度。三是近端发育差，畸形，大转子内翻，造成假体适配困难，甚至会造成假体穿出或者劈裂等。四是高位脱位下肢等长平衡困难,除上述软组织问题外,骨骼的长短差异也需要处理。

手术过程

(1)手术切口。采用侧卧位直接前方入路,先将原先瘢痕切除,远方切口长度不足,不能满足股骨近端截骨重建的需要,按阔筋膜张肌的前缘方向向远端延伸,按需延长。由于瘢痕粘连,切口中心特别是真臼周围的组织结构间隙不清晰,利用远方延伸切口找到正常的Hueter间隙,沿阔筋膜张肌的内侧缘,向心性分离组织间隙,在阔筋膜张肌髂骨附着处将其从髂骨外上剥离,切口内侧为缝匠肌和股直肌直头,在手术时作为参考,防止其内侧的血管神经损伤。旋股外侧血管束虽在前次手术时已被结扎,不再需要处理,但仍需关注。小心分离关节囊及下方髂腰肌、闭孔外肌的间隙。股外侧肌和大转子为固定的标志性结构,一般不会改变,在手术时作为参照,以避免不必要的组织损伤。切开切除关节囊,见股骨头几乎消失,关节间隙粘连瘢痕予以清理。本例患者在牵引下肢时见股骨大转子下移不明显,故决定先行股骨近端截骨,方便软组织松解,特别是后方组织的瘢痕。

(2)股骨截骨优先。因为股骨上移,切开不需继续远端延长,股外侧肌内侧的三分之二从股骨附着点剥离向内牵开(图5.17)。显露大转子下约4 cm长的股骨干,按图5.47所示部位截骨。清理瘢痕和粘连组织,找到真性髋臼。髂前下棘、坐骨上支和闭孔上缘很容易找到,对真臼定位很有帮助。侧卧位优于平卧位。

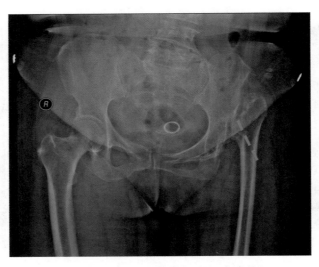

图5.47 股骨近端截骨部位(红色虚线)

(3)髋臼重建。选用多孔生物型臼杯,直径46 mm,用螺钉固定,增加初始稳定。

(4)股骨重建。继续松解股骨近端粘连,大转子骨块主要是检查影响臀中肌张力的挛缩组织,一定要保持在大转子内侧面松解,后方是挛缩的臀大肌肌腱部分,如果其紧张影响复位,可直视下按需松解。股骨侧主要是内收肌和臀大肌的挛缩,按需依次松解。按前面所述方法完成假体稳定性重建。先试行复位,确保股骨假体远端压配,位置满足关节初始稳定需要,下肢基本恢复等长,术中髋膝不能伸直,屈曲外展30°左右。

(5)术后片。显示偏心距恢复及旋转中心恢复状况理想(图5.48)。

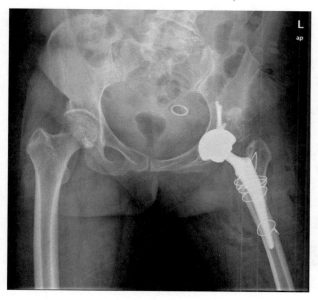

图 5.48 术后片

术后处理 常规预防血栓和感染,下肢做皮牵引辅助。适当按摩软组织,帮助缓解肢体延长造成的疼痛,辅以药物镇痛。1 周后髋关节伸直,扶双拐部分负重下床活动,直到复查骨性愈合。

 典型病例2 **保髋失败,内固定保留**

患者男性,58 岁,因右侧髋关节疼痛伴跛行 8 年入院。25 岁时因髋臼发育不良接受 Chiari 截骨联合股骨上段去旋截骨矫正术。髂骨克氏针内固定已取出。

入院体检 跛行,髋关节僵直,活动范围几乎为零,右侧髋关节前方见一长约 20 cm 的瘢痕(图 5.49),下肢短缩约 2 cm。

化验室检查 血常规正常,血沉 11 mm/h,CRP 4 mg/L。

影像学检查 术前 X 线检查如图 5.50 所示。髋关节半脱位,似乎仍留有上次髂骨截骨痕迹,骨关节炎改变,内固定仍留在股骨上段未取出,部分包埋在骨皮质内。

诊断 先天性髋臼发育不良,医源性股骨近端畸形。

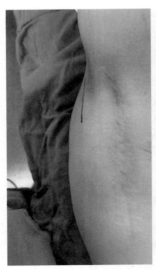
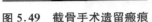
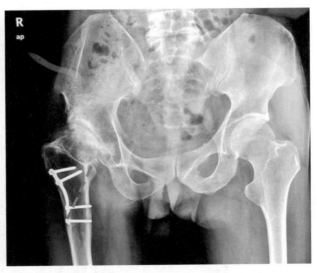

图 5.49　截骨手术遗留瘢痕　　　　　图 5.50　术前 X 光片,红色虚线为截骨位置

病理特征　　髋关节上移,右下肢短缩畸形,髋关节活动差,上次手术后髋关节广泛粘连和瘢痕挛缩。髋臼侧骨量较好。股骨侧主要是股骨近端部分实变和股骨旋转畸形(术中也证实前倾角异常大)。

手术难点　　有四个方面:一是手术入路的选择,原来采用的 Smith-Petersen 入路造成前方广泛性瘢痕粘连,最好仍选择前方入路,以便于瘢痕的切除和松解。二是软组织的松解,患者髋关节僵直,主要原因是瘢痕粘连,需要广泛松解,包括挛缩的外旋肌群。三是内固定的取出,难点在与取出器械的配套准备和钢板内陷皮质骨内的显露。四是股骨近端的实变和旋转畸形造成的扩髓困难,最好的解决办法是原切口入路显露,同时做股骨近端截骨,这样既能解决软组织瘢痕的松解、切除,特别是后方瘢痕的松解,在截骨后方便完成,而且截骨又能纠正股骨近端畸形。

手术过程

(1) 手术切口。利用原切口即侧卧位前方入路,切除原来的手术瘢痕,原来的切口较长,不能全部利用,否则会增加不必要的损伤。参照髂前上棘及大转子顶点进行适当调整,向心性分离阔筋膜张肌和缝匠肌间隙;先将阔筋膜张肌从髂骨外板剥离,防止阔筋膜张肌因张力扩大而受到损伤,同时也松解了髋关节上移造成的髂胫束挛缩。逐步深入,分离股直肌和臀中肌、臀小肌间隙,切除髋关节前方粘连增厚的关节囊(图 5.51),主要是瘢痕组织,部分呈韧带样。术中见髂腰肌在上次手术时已被松解、切断,这也说明了术前片显示小转子偏小的原因(图 5.50)。

(2) 切除股骨头颈部。此时一定要显示大转子尖,前方入路从粗隆间线向上寻找,防止把大转子误断。

(3) 髋臼操作空间不够,股骨上端活动受限,主要受后方瘢痕组织影响。不截骨很难进行后方的软组织松解,因为松解范围不够。

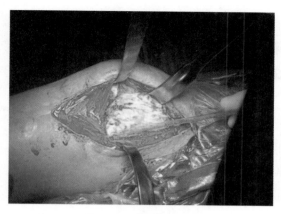

图 5.51　切除关节囊

　　（4）显露股骨上段。外侧保留约四分之一股外侧肌附着，自股骨转子间线的股外侧肌附着部将其向下、向内掀开，目的是保留股外侧肌的神经支配不受影响，股四头肌力量不受影响。实际上延原切口显露钢板，先将股骨侧钢板取出。再按股骨近端截骨要求完成截骨，截骨部位如图 5.50 所示。然后继续松解挛缩组织。

　　（5）髋臼重建。选用多孔生物型髋臼杯，直径 46 mm，螺钉固定加强初始稳定。

　　（6）检查大转子骨块复合体的血供、臀中肌和臀小肌的张力是否能与髋臼位置匹配，周围瘢痕松解，牵拉见大转子顶点达髋臼上缘即可认为松解效果令人满意，此时既不影响复位，又保持臀中肌张力不受影响。松解外旋肌群，保持在大转子内侧面操作，防止损伤。

　　（7）股骨重建。依次按股骨近端截骨重建步骤完成股骨假体安装和关节复位（图 5.52）。检查见关节稳定，下肢等长（自髂前上棘到内踝尖距离相等）。

　　（8）术后片。如图 5.53 所示。

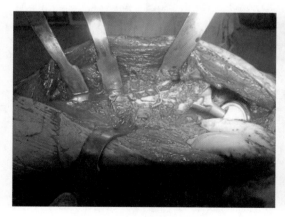

图 5.52　术中假体安装结束

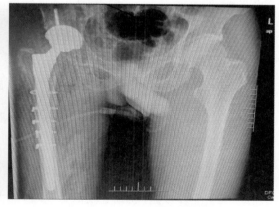

图 5.53　术后影像学检查

　　术后处理　　患者关节稳定，术后常规处理，防止血栓形成和感染，6 周内部分负重练习，逐渐弃拐。

99

典型病例3　　**双侧髋脱位保髋术后,一侧股骨近端去旋截骨失败**

患者女性,56岁,双侧髋关节脱位,幼年接受过保髋手术,左侧手术失败。疼痛跛行多年,近期疼痛加重。

入院检查　　左侧跛行,臀中肌步态明显,前次手术切口为 Smith-Petersen 入路(图5.54)。左侧股骨头可以在臀后方触及,活动差,右侧髋关节活动好。双侧下肢相对长度从髂前上棘到内踝尖距离相差 5 cm。

化验室检查　　血常规正常,血沉和 CRP 在正常值范围内。

影像学检查　　骨盆后前位 X 光片见左侧髋关节高位脱位,HartofilakidisⅢ型,髋臼平,外翻角大;股骨头变形,近端前弓明显,内固定未取出(图5.55)。右侧髋骨性关节炎改变,间隙狭窄,软骨下有轻度硬化。

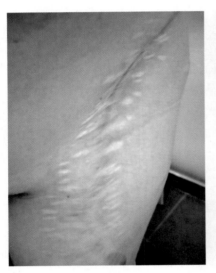
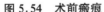

图 5.54　术前瘢痕

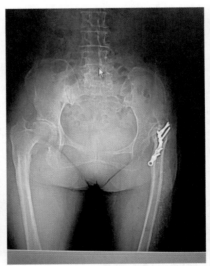
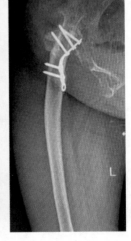

图 5.55　术前髋关节后前位及侧位 X 光片

诊断　　左侧髋关节先天性高位脱位术后失败,Hartofilakidis 为Ⅲ型,股骨近端去旋截骨术后。

病理特征　　双侧脱位手术治疗后,右侧基本正常,左侧再脱位,除具备一般高位脱位的基本病变外,还有股骨上段前弓明显,原截骨钢板内固定时间长,嵌入骨内明显。软组织变化有手术瘢痕与高位脱位造成的外旋肌群且有不同程度的挛缩。

手术难点　　本例患者的手术难点在于三个方面:一是切口的选择,术者是否熟悉前路髋关节置换,毕竟现在大多数术者以利用后方入路为主。二是内固定的取出,因为原先的手术已过去多年,不能提供手术资料,没有钢板取出的配套器械,部分钢板包埋在骨内,螺钉也很难取出。在手术时有可能取不出,或者很难完全取出,在术前要与患者及其家属说明。

三是髓腔变形实变和前弓,扩髓和假体适配不合适。四是肢体长短平衡问题,患者相对高龄,下肢长度恢复不一定等长,这也需要和患者及其家属说明。当然,髋臼侧的重建也是难题之一。

手术过程

(1)侧卧位直接前方入路。目的是既可以切除原来的切口瘢痕,又能实现手术目标。麻醉前先量取患者对侧髂前上棘到内踝尖的长度,为73 cm(参照图5.31),作为术中肢体长度平衡的依据和参考。瘢痕切除后利用向心性松解技术,保护软组织的结构不被破坏,找到手术间隙即阔筋膜张肌和缝匠肌间隙。术中发现缝匠肌附着髂前上棘和股直肌直头髂前下棘的位置没变,先将阔筋膜张肌从髂骨外板附着点锐性剥离松解,向下游离到达关节假囊,辨认分离其表面的髂腰肌和深面的闭孔外肌,沿转子间线向外上游离达股骨大转子前方的臀小肌附着部位。显露关节囊,活动下肢证实无误后切除前方部分,显露畸形的股骨头。

(2)股骨头颈部切除后,大转子顶点很难下拉,髋臼显露亦比较困难。主要是瘢痕粘连,挛缩的外旋肌群和臀大肌的股骨附着等。只有先截骨才能解决瘢痕和挛缩问题。

(3)股骨近端钢板的取出和截骨。此例患者粘连瘢痕较多,活动度差,先行股骨上段截骨(图5.56),保留股外侧肌外侧四分之一左右,将其余部分从起点下掀,显露股骨近端的前面,正如术前所预计的一样,钢板和螺钉大部分包埋在增生的骨质内,尤其是近端部分,几乎包在骨内,外面看不见。下方的钢板露出部分显示螺钉为"一"字形,根本拧不出,用金刚钻钻头先将螺帽磨去后,掀起钢板远侧,剪断钢板后实施股骨近端截骨操作,截骨后可以在直视下松解大转子后方粘连组织,股骨侧主要是臀大肌附着肌腱。松解后可以获取较大的操作空间,有利于髋臼重建。

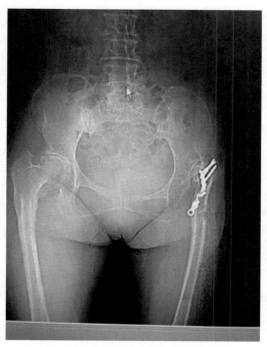

图5.56 截骨位置(红色虚线)

（4）髋臼重建。直视下显露真臼位置变得较为方便，重建髋臼，选用多孔生物型固定髋臼杯，直径 44 mm，内衬为高交联聚乙烯材料。

（5）股骨重建。股骨髓腔细小，扩髓后选用强生公司最小号的 Corail 假体。长度基本恢复至对侧肢体的相对长度，大转子上的钢板大部分包在骨内，体积小，如果取出，将会造成大转子骨块的碎裂和大量骨丢失，不利于患者偏心距的恢复。所以保留内固定，大转子骨块根据假体的大小进行开槽，重建股骨近端。达到了手术目的，关节稳定，肢体长度基本平衡。

（6）术后片。摄片如图 5.57 所示，假体位置好，偏心距相对较大，原因是内固定螺钉取不出，不得已而为之。

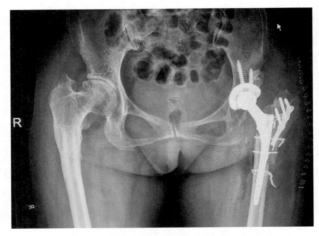

图 5.57　内固定保留以保护骨组织

术后处理　　患者术前肢体长度短缩，术中虽有延长，但不能完全伸直髋关节和膝关节，术后第二天这种屈曲角度就基本恢复正常，这要归功于前方入路对前方软组织的彻底松解。患者在双拐保护下可部分负重行走。逐步进行臀中肌功能训练，缩短术后跛行时间。虽然偏心距稍大，患者还是很满意。

小结与体会

高位先天性髋关节脱位的人工关节置换手术被誉为人工髋关节置换手术"皇冠上的明珠"，它集中了人工髋关节初始置换中几乎所有的畸形，做好这类患者的手术，就可以举一反三，对其他复杂人工全髋关节置换手术就会心中有数。应用股骨近端截骨重建术，可以方便显露，软组织可在直视下彻底松解，多维度矫正畸形，比其他文献介绍的用于高位先天性髋关节脱位关节置换的截骨方式更简单，效果更好，尤其是偏心距恢复最为理想，达到把复杂手术简单化的效果。

参 考 文 献

［1］ 彭永刚，张坤，苗润清，等. Wagner Cone 股骨柄联合转子下横形截骨的全髋关节置换术治疗 Crowe Ⅳ型髋关节发育不良［J］. 实用骨科杂志，2018，24(12)：1077-1081.

［2］ 雒文彬，左建林，王金成. 成人发育性髋关节脱位分型及治疗策略［J］. 国际骨科学杂志，2013，34(3)：164-167.

［3］ Liu T，Wang S，Huang G，et al. Treatment of Crowe Ⅳ developmental dysplasia of the hip with cementless total hip arthroplasty and shortening subtrochanteric osteotomy［J］. Journal of International Medical Research，2019，47(7)：3223-3233.

［4］ Necas L，Hrubina M，Melisik M，et al. Cementless hip arthroplasty and transverse shortening femoral osteotomy with the S-ROM stem for Crowe type Ⅳ developmental dysplasia［J］. European Journal of Orthopaedic Surgery & Traumatology：Orthopedic Traumatologie，2019，29（5）：1025-1033.

［5］ 顾建明，杜辉，邵宏翊，等. 股骨转子下截骨的全髋关节置换治疗高脱位髋臼发育不良［J］. 中国组织工程研究，2013，17(48)：8331-8336.

［6］ 张振东，柴伟，宋俊雷，等. 生物型人工全髋关节置换术联合转子下短缩截骨治疗 Crowe Ⅳ型髋关节发育不良［J］. 中国修复重建外科杂志，2015，29(2)：154-159.

［7］ Tahta M，Isik C，Uluyardimci E，et al. Total hip arthroplasty without subtrochanteric femoral osteotomy is possible in patients with Crowe Ⅲ/Ⅳ developmental dysplasia：total hip arthroplasty without femoral osteotomy［J］. Archives of Orthopaedic and Trauma Surgery，2020，140(3)：409-413.

［8］ Bicanic G . Current concept in dysplastic hip arthroplasty［J］. World J Orthop，2014，5（4）：412-424.

［9］ Takao H，Masamori S，Masaaki M. Technical note. A new device for a V-shaped subtrochanteric osteotomy combined with total hip arthroplasty［J］. J Arthroplasty，2006(21)：1.

［10］ Chen M，Luo Z，Zhu C，et al. A reliable femoral osteotomy in total hip arthroplasty for hartofilakidis type C developmental dysplasia of the hip：proximal femoral reconstruction［J］. Journal of Arthroplasty，2019，34(6)：1162-1167.

［11］ Liu S，Zuo J，Li Z，et al. Study of three-dimensional morphology of the proximal femur in developmental adult dysplasia of the hip suggests that the on-shelf modular prosthesis may not be an ideal choice for patients with Crowe type Ⅳ hips［J］. International Orthopaedics，2017，41（4）：707-713.

［12］ Shi X T，Li CF，Han Y，et al. Total hip arthroplasty for Crowe type Ⅳ hip dysplasia：surgical techniques and postoperative complications［J］. Orthopaedic Surgery，2019，11(6)：966-973.

［13］ 汤磊，陈敏，李国远，等. 股骨近端重建联合人工全髋关节置换术治疗 Crowe Ⅳ型先天性髋关节发育不良［J］. 中国修复重建外科杂志，2020，12(1)：1-6.

［14］ Metcalfe J E，Banaszkiewicz P，Kapoor B，et al. Unexpected long femur in adults with acetabular dysplasia［J］. Acta Orthop Belg，2005(71)：424-428.

［15］ Tamura K，Takao M，Hamada H，et al. Femoral morphology asymmetry in hip dysplasia makes radiological leg length measurement inaccurate［J］. Bone Joint J，2019(101)：297-302.

[16] Zhang Z，Luo D，Cheng H，et al. Unexpected long lower limb in patients with unilateral hip dislocation[J]. J Bone Joint Surg Am，2018，100(5)：388-395.

[17] Ergin Ö N，Bayram S，Anarat F B，et al. An analysis of the potential relationship between Crowe type and lower extremity morphology in patients with developmental dysplasia of the hip[J]. Hip Pelvis，2020，32(2)：85-92.

第6章

髋关节翻修的股骨近端截骨重建

髋关节置换术极大地改善了终末期髋关节病变患者的痛苦，被誉为"世纪手术"，其中部分患者后期需要接受翻修手术，早期的报告估计有17%的患者最终需要关节翻修。虽然现在这个比例可能会因为手术技术的提高和人工关节材料的进步发生改变，也即现在的人工髋关节置换术对大部分患者而言初次手术就是终极手术，但仍不能根除各种原因导致手术失败而需要的翻修。随着髋关节置换技术的广泛实施和普及，接受人工髋关节置换手术的患者绝对数量在增加，青年患者的数量也在增加，特别是随着社会整体人口的老龄化，人类寿命的延长，翻修手术的患者数量一定会随之而越来越多。2007年有人预测，美国此项手术的翻修数量从2007年到2030年将会增长137%。我们国家也一定会越来越多，至少从我们的病例的增长比例来看，翻修患者越来越多。

髋关节翻修的原因包括假体无菌性松动、假体周围感染、关节脱位、聚乙烯衬垫磨损、假体周围骨折、股骨头置换术后髋臼磨损、假体断裂等。这些原因在不同时期所占比例不同，早期以手术技术原因和假体质量不高为主，将来主要是磨损造成的问题为主。大部分患者需要全部翻修，少部分患者仅需部分翻修。股骨侧假体的翻修手术在所有髋关节翻修手术中占据非常大的比重。一项髋关节翻修多中心研究显示，在1485例髋关节翻修手术的患者中，60%需行股骨侧的翻修。

股骨侧翻修的主要步骤是假体的取出和重建：① 股骨侧假体的取出。髋关节翻修患者，股骨侧假体的取出相对难于髋臼侧。如果假体松动，则取出比较容易。若股骨侧假体稳定又有明显骨长入或骨长上，但为了匹配髋臼侧假体不得不对股骨假体进行翻修，假体往往难以取出。若为骨水泥型假体，假体取出容易，但骨水泥取出相当困难，这些情况容易造成新的骨丢失，甚至骨折等。② 重建是新假体的植入，对股骨侧而言就是股骨假体复合体（femur prosthesis composite，FPC）的重建，应确保初始稳定，才能实现长期稳定。翻修患者的股骨侧除存在不同程度的骨缺损外，相当一部分患者存在应力性骨改建或骨溶解吸收，造成不同程度的股骨近端内翻、外翻、成角、旋转、髓腔扩大、髓腔实变、髓腔变等（图6.1），多是混合存在。这会给股骨侧重建时的扩髓和假体的植入带来各种各样的困难，耗时耗力，还容易出现骨折、假体穿出、假体的内翻或外翻植入。

对于上述这些困难，目前应对手段很多，比如股骨皮质开窗、大转子截骨、大转子滑移截骨、大转子延长截骨等，但是这些截骨方式都有一定的局限性，它们的作用是增加显露为主，矫正畸形作用相对较弱，骨块固定也不容易。更重要的是，在翻修患者中股骨近端骨质会因各种原因造成骨吸收，导致大转子容易出现骨折，截骨块固定困难，使臀中肌附着困难等。

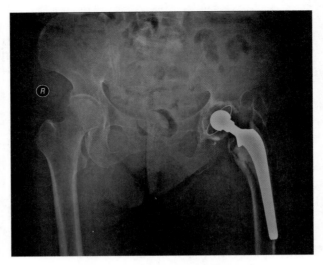

图 6.1 应力改变造成假体位置不良

　　这里需要强调的是,任何翻修手术都要明确病因,即为什么要翻修。不明确原因不能贸然进行手术。这是原则问题,不能妥协。我们曾经有一位老年女性患者,左髋关节置换术后,患者情况很好,恢复也很顺利。1 年后,主诉患侧髋部开始疼痛明显,定位不明确,并且夜间疼痛,并逐渐加重。对其进行各种检查未见假体松动征象,也排除了脊柱的椎管狭窄、椎间盘突出等情况,甚至做了血管造影检查排除了髂股动脉狭窄,还是找不到原因。因为她炎性指标化验检查显示血沉和 CRP 均稍高于正常值,我们准备按感染进行翻修,然而就在术前谈话时她告诉我们,最近"痔疮"治疗还没好,出血越来越多,能否一起手术? 我们立即请胃肠外科会诊,仅肛检就发现直肠癌,最后诊断患者为直肠癌晚期,盆腔腹膜受累及,并给予相应治疗,避免了不必要的翻修手术,这同时也告诫我们病史在诊断中的重要价值。

6.1　适　应　证

　　股骨上段内外翻、各种成角畸形、旋转畸形、髓腔实变、髓腔异常扩大不能提供有效固定骨质、变道等。这里值得一提的是,在适应证方面,对骨水泥假体的翻修优势也非常明显,我们知道骨水泥假体的翻修难点不在于假体的取出,而在于骨水泥鞘的取出,尽管现在有超声骨刀,但相比较而言,应用股骨近端截骨重建技术对股骨侧进行处置,不仅方法简单,创伤小,节约手术时间,而且能减少出血,并发症也少。

6.2　术　前　准　备

通过 X 光片、CT 检查及其三维重建明确畸形的部位和形式,若能进行术前 3D 打印成形,则对成功实施手术非常有帮助,甚至可以术前模拟截骨。准备固定钢丝、钢丝导引器。

术前骨缺损评估也是术前准备的重要内容,我们认为任何术前分型都不可靠,术中都会发生不同程度的改变。

6.3　手　术　方　法

翻修手术的入路原则上是采用原来的入路,将原来的手术瘢痕切除,并根据显露需要延长切口。早期开展髋关节置换时,技术不是太完美,切口选择不标准(图 6.2),如果使用原切口,将导致深部显露困难。遇见这种情况,可在原表面切口两端按标准入路进行重新定位,适当延长,切除原瘢痕,达到深筋膜,牵开皮瓣,然后继续按标准入路完成余下操作(图 6.3),就能克服原切口带来的不便,否则显露就会很困难,尤其是翻修手术需要广泛显露的情况。坐骨神经在翻修手术中建议先显露并加以保护,以免在松解显露和髋臼重建时误伤。大部分患者局部瘢痕会影响显露,也会增加误伤的机会,这时我们可以向心性寻找,也就是从正常组织(远端)中寻找坐骨神经,即切开部分臀大肌附着点,然后在其深面外侧脂肪中即可发现坐骨神经,向近端(向心性)分离并加以保护。外旋肌群按袖套方式整块从附着部锐性切开,以便在关闭切口时缝合重建。分离关节囊和外旋肌群袖套,显露关节囊。依次完成假体取出、清理和重建。

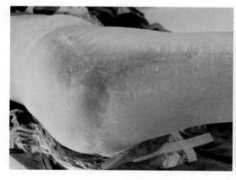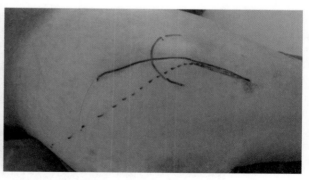

图 6.2　不规范的切口

黑色实线为原手术瘢痕,红色实线为延长部分,虚线为深部切口。

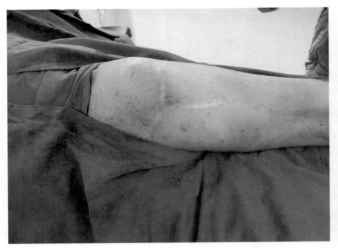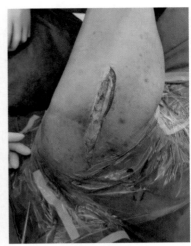

图 6.3 按标准切口定位规划

6.4 截 骨

1. 截骨时机

在髋关节翻修时,股骨近端截骨的作用除增加显露、骨骼矫形外,还有方便假体取出、骨水泥清理和软组织松解等。如前所述,为了减少出血,股骨近端截骨原则上是拔除假体、完成髋臼侧操作后进行,也可以按需要进行调整。如果显露松解困难,先行截骨可以达到事半功倍的效果。

需要近端截骨的翻修患者,假体取出一般较为容易,如遇到假体取出困难者,可以利用特殊"U"形骨刀(图 6.4)辅助进行截骨,既可方便假体取出,又能矫正股骨近端畸形,一举两得。

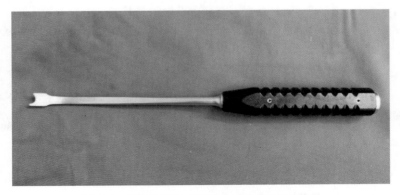

图 6.4 "U"形骨刀,用于假体遮挡侧皮质截骨

2. 截骨方法

先完成面对术者的股骨后侧和远端,对侧利用特殊的"U"形骨刀进行截骨(图6.5)。骨水泥型固定假体翻修,截骨则应在柄假体取出后实施。截骨设计要求没有区别,只是建议截骨长度稍长,多截2~3 cm,这样便于骨水泥取出和清理。截骨后可以继续进行软组织的松解、清理,特别是骨水泥在截骨之前取出时有一定的盲目性,容易增加骨质破坏,截骨后可以在直视下用骨刀或者摆锯等器械取出,非常方便和简单,远端髓腔的骨水泥栓也相对方便取出。对于股骨髓腔异常扩大的翻修,如Paprosky Ⅳ型骨缺损,文献中的处理方法很多,但花费很多,而且耗时,并增加出血量和感染的可能性。采用股骨近端截骨就能很好地进行减容,增加假体有效固定长度,既不要植骨,又能实现初始稳定。

具体方法是:假体取出后,先进行股骨近端截骨,远端股骨采用如图6.6所示方法截骨,调解阀骨块长度为4 cm左右,或稍延长,下压调节阀骨块进行缩容,然后用钢丝捆扎固定,而后选择合适的假体,实现压配固定。对于体积扩大变薄的大转子骨块进行珠帘式截骨(图6.7),复位,用钢丝环扎骨块折叠缩容,达到初始稳定。

重建清创、远端扩髓,选择合适股骨假体,最好是选远端固定的锥度固定型假体,大粗隆骨块成形用钢丝固定。

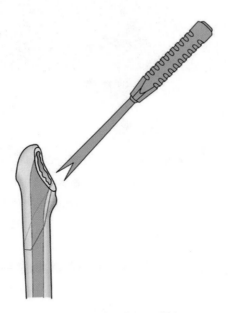

图6.5　用特殊骨刀辅助对侧截骨示意图

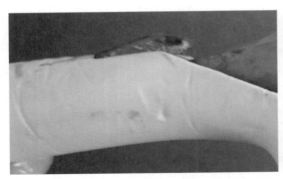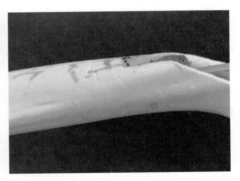

图 6.6　股骨缩容示意图

红色为调节骨板,抬起扩容,下压缩容,实现压配固定。

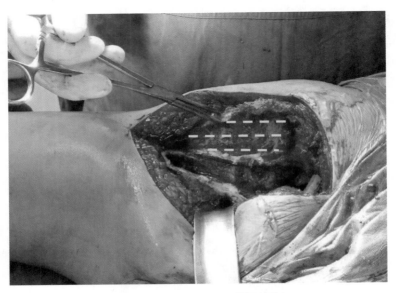

图 6.7　大转子珠帘式截骨缩容

黄色虚线为截骨线,钢丝固紧缩后骨块重叠容积缩小。

典型病例 1　**僵直性髋翻修,方便显露,方便松解,缩短手术时间,降低创伤**

　　患者男性,50 岁,强直性脊柱炎病史 30 余年,右髋关节置换术后 7 年,疼痛逐渐加重 2 年余,局部没有感染病史。生活自理能力差。

　　入院体检　脊柱强直,无任何活动度。左侧髋关节僵直,无活动(这在术后的 X 光片也显示没有任何变化),纤维性强直;右侧髋关节活动度小,僵直,屈伸 20°左右,内收外展范围也是 30°左右。原切口为后外侧切口。

　　化验室检查　血常规正常,血沉 45 mm/h,CRP 21 mg/L,HLA-B27 阳性。

　　影像学检查　脊柱和骶髂关节骨性融合,骨盆旋后腰骶关节融合,左髋关节旋转中心上移,上缘缺损已达髂前下棘与坐骨大孔连线水平以上,屈曲、内收、外旋改变,股骨头内陷,关节间隙似乎还存在;右侧髋关节假体髋臼侧为骨水泥型双动全髋关节假体(图6.8)。骨水泥鞘完整,髋臼假体位置没有明显移位,亦无骨水泥周围透亮带;股骨上移,外展外旋,股骨侧假体为非骨水泥型固定,下沉明显,颈托已达小转子下缘,股骨上段骨皮质与坐骨形成假关节,假体周围透亮带明显,透亮带均匀,假体远端有托。本例患者早期未做CT检查。

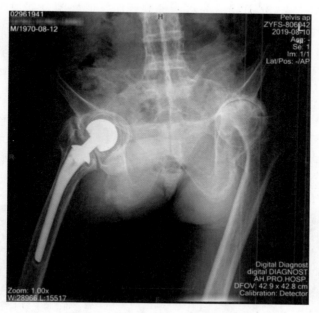

图6.8 术前X光片,股骨假体松动

诊断 右髋关节置换术后股骨假体松动,僵直髋;强直性脊柱炎;左髋关节纤维性融合。

病理特征 患者血沉和CRP高提示体内炎症存在,感染性松动需要排除,但患者有强直性脊柱炎,强直性脊柱炎是终身性疾病,炎症反应指标很难完全正常。本例患者股骨假体下沉,透亮带均匀,周围没有肉芽肿引起的缺损,骨皮质完整,没有骨膜反应,可以排除感染性松动。股骨上移导致臀中肌更加挛缩,髋关节周围软组织炎性关节病和关节周围软组织因为髋关节僵直。髋关节甚至全身软组织僵硬,弹性差,股骨上移明显,也增加了髋关节周围软组织的挛缩程度。

手术难点 本例患者的手术难点在于五个方面一是显露,僵直髋本身显露就很困难,强直性脊柱炎的特征之一是软组织的系统性僵硬,软组织弹性差,瘢痕挛缩也会增加显露难度,操作空间不大;二是髋关节外旋,股骨上移与坐骨形成假关节,造成后外侧关节间隙狭窄,原切口为后路,一定程度上增加了显露假体的难度;三是显露困难造成的假体取出困难,尤其是股骨假体取出困难;四是臀中肌的调整张力和旋转中心的恢复。五是髋臼假体骨水泥固定,没有松动,取出时要防止骨质破坏造成髋臼假体重建困难。

手术过程 患者有强直性脊柱炎,麻醉采取鼻插管全麻。

（1）手术入路。如果按照一般的翻修原则采用原切口入路的话，因为髋关节外旋，股骨上段与坐骨形成假关节导致的髂骨和股骨上段的间隙极度狭小或者消失，所以髋关节很难显露，即使采用大转子延长截骨，也不能很好地增加显露。我们选择直接前方入路（DAA），相对于后方入路，DAA 有利于髋关节显露，有利于髋关节假体脱位。考虑髋臼的重建方便和术者习惯，采用侧卧位的股骨近端截骨入路。切口位于髂前上棘与腓骨小头连线位置上，近端切口向上沿髂嵴延长 3～4 cm，先将阔筋膜张肌从髂嵴附着部锐性剥离，缓解肌肉张力，防止手术操作时被损伤，显露也更为清楚。沿 Hueter 间隙到达关节囊，沿关节囊周围进行游离，这在阔筋膜张肌松解后更加方便，切除关节囊及瘢痕组织。先将髋关节的双动头脱位，清理股骨假体入口处的骨痂，拔出股骨假体。术后病理检查证实假体非感染性松动，与术前判断一致。

（2）髋臼重建。利用髋臼锉将原先聚乙烯内衬的髋臼假体磨去（图 6.9），可以有效避免在其他办法取臼过程中可能造成的骨质的丢失或破坏，清理后继续完成髋臼侧操作，采用非骨水泥固定髋臼，用 2 枚螺钉固定。值得注意的是，髋关节的角度因为脊柱强直，腰骶关节融合很难确立，可能造成关节不稳，我们的经验是可以把骨盆作为一个椎体看待。

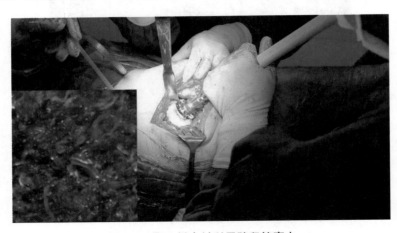

图 6.9　聚乙烯内衬利用髋臼锉磨去

（3）股骨侧显露时将远端切口向外下延长 7 cm 左右，深筋膜沿阔筋膜张肌前缘向远端切开，阔筋膜张肌深层向外游离，保留股外侧肌外侧四分之一，将内侧四分之三的股外侧肌从附着的股骨上剥离（参见图 5.18），牵开，显露股骨上段，然后按股骨近端截骨要求截骨。余下步骤是松解大转子内侧的瘢痕和外旋肌，向上直视下松解臀中肌和臀小肌，直到大转子骨块连同附着的肌肉很方便地拉下。依次完成股骨假体的置入和大转子骨块固定。选择的界面为陶瓷对陶瓷界面。

（4）术后片。如图 6.10 所示，假体位置良好，截骨固定稳定。3 个月后复查片显示下肢外展外旋位置基本恢复正常（图 6.11）。连续的影像学检查显示左侧髋关节位置固定为纤维性强制。

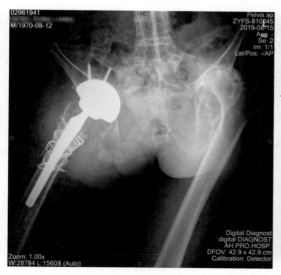

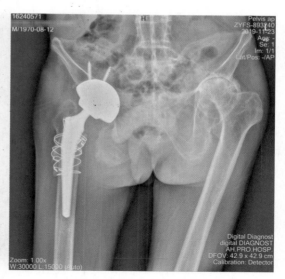

图6.10　术后片　　　　　　　　　　　图6.11　术后3个月复查

| 术后处理 | 6周内扶拐部分负重行走,后逐步弃拐行走。未出现任何并发症。 |

典型病例2　　**股骨髓腔异常扩大(股骨近端截骨结合珠帘式股骨缩容,有利于翻修假体获得初始稳定,减少异体骨植骨)**

患者女性,78岁,双髋股骨头坏死,右侧全髋关节置换10年,左侧保守治疗,未接受过手术。术侧髋关节出现疼痛伴跛行逐渐加重5年,不能负重2个月入院。

| 入院体检 | 患者一般状况好。跛行,助行器辅助行走缓慢。右髋关节活动疼痛受限,左侧髋关节活动基本正常,右下肢短缩约2 cm,原切口愈合好。 |

| 化验室检查 | 血常规未见异常,血沉23 mm/h,CRP 7 mg/L。 |

| 影像学检查 | 骨盆后前位片见髋臼假体和股骨假体移位,髋臼假体向上、向外移位, |

按Paprosky分型为ⅢA型。金属头在聚乙烯内衬内的位置不对称。股骨柄假体下沉,柄领达小转子上缘,柄外翻,外移,髓腔不对称。股骨骨皮质薄。股骨缺损按Paprosky分型为Ⅳ型(图6.12)。

| 诊断 | 右全髋关节置换术后假体松动,髋臼缺损为Paprosky ⅢA型,股骨缺 |

损为Paprosky Ⅳ型,左侧髋关节股骨头坏死(FICAT分期为Ⅳ期)。

| 病理特征 | ① 患者78岁,高龄,全身状况虽然没有明确的心脑血管问题,但手术 |

耐受性值得慎重考虑。② 假体松动移位,髋臼向上外方移位,股骨下沉外翻。股骨侧假体和髋臼侧均松动明显,都存在旋转,说明腔隙性骨缺损十分明显。③ 术后10年,疼痛5年,缺乏感染的客观指标,血沉和CRP基本正常,骨质疏松明显,影像学检查也没有显示感染的征象,无菌性松动诊断成立。

113

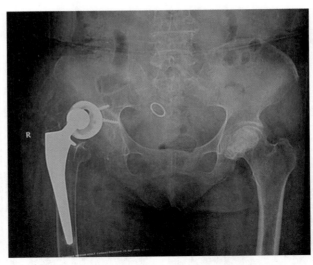

图 6.12　术前片示假体松动,移位,骨缺损明显

手术难点　　全髋关节翻修手术难点在于三个方面:一是假体取出;二是重建;三是手术耐受性。就本例患者而言,髋臼和股骨侧假体均明显松动移位,假体取出不难。本例患者的难点一是年龄偏大,手术的整体安全风险较大;二是骨缺损明显,骨质条件不好,骨缺损重建是主要任务,髋臼侧主要是顶部缺损的修复重建,可以利用垫块或者结构性植骨;三是股骨侧缺损大,缺损为包容性缺损,Paprosky 分型为Ⅳ型,股骨侧重建要想获得翻修假体初始稳定,可以利用打压植骨技术,或利用全长固定假体,结合植骨完成,也可以利用 APC (allograft-prosthetic composite,异体骨–假体复合物)技术,前者技术不易掌握,临床报告长期效果不满意,植骨需求量大,后者也有同样问题;四是骨质疏松,极易引起术中骨折,增加手术风险和难度。

手术过程

(1) 手术入路。采用原切口后方入路,先进行坐骨神经保护,外旋肌群袖套式剥离牵开,打开关节假囊,关节液清亮,取出部分组织术中冰冻,病理检查结果不支持感染性炎症。和术前预计一致,假体取出非常容易,未发生术中骨折。清理出大量肉芽肿,术后病理检查证实为非感染性肉芽肿。

(2) 髋臼重建。术中发现髋臼缺损主要是髋臼的顶部后上方,未达到坐骨大孔和髂前下棘连线水平,前后柱完整,重建髋臼顶是主要选项。不宜选择大杯,否则会破坏髋臼宿主骨的前后柱,即使获取初始稳定,也不利于后期的骨长入。手术选择 Zimmer 公司的顶部垫块,56 mm 的多孔翻修钽杯重建髋臼,用螺钉加强固定。

(3) 股骨重建。股骨髓腔清理后,见髓腔异常扩大,皮质菲薄,直径比假体最大号的近端整整大一倍(图 6.13～图 6.15)。利用股骨近端截骨的缩容技术是实现初始稳定的最简单办法。股骨近端截骨长度适当延长 2 cm 左右,加在一起截骨长度在 8 cm 左右(图 6.16),见骨皮质薄,肉芽组织在直视下被彻底清理(图 6.17)。利用股骨近端截骨的髓腔调节骨板缩容技术,选用直径 18 mm、长度 290 mm 的 Wanger 翻修假体股骨柄获得可靠的初始稳

114

定。近端截骨的大转子侧进行珠帘式截骨(图6.18),复位,用钢丝捆扎固定,使扩大的髓腔被有效缩小,重叠皮质骨起到了强化骨质和不需要植骨的目的。初始稳定非常令人满意。

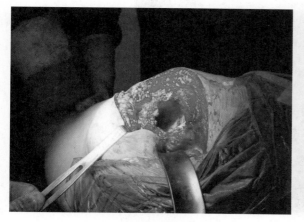

图6.13 骨皮质菲薄,髓腔扩大

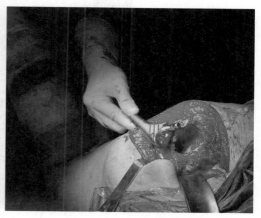

图6.14 最大号髓腔锉和髓腔体外对比

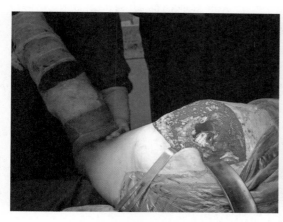

图6.15 最大号髓腔锉插入后仅为髓腔直径的一半

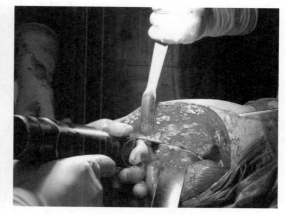

图6.16 股骨近端截骨适当延长达8 cm左右

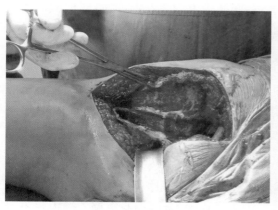

图6.17 截骨后直视下继续清理完全

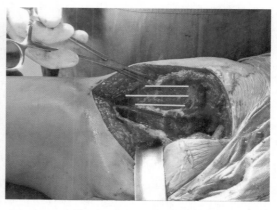

图6.18 大转子沿黄线进行珠帘式截骨可以有效缩容,不需植骨

115

（4）术后片。如图 6.19 所示,髋臼假体和股骨位置好,稳定,旋转中心恢复。

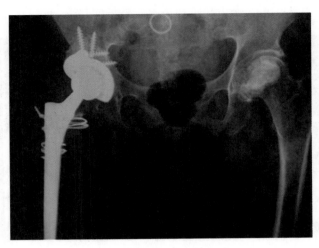

图 6.19　术后片

术后处理　术中假体稳定,患者术后第二天即在助行器辅助下下床,骨质疏松症予以相应治疗。防止血栓和预防感染。患者对恢复满意。

典型病例 3　**骨水泥假体翻修,方便骨水泥取出和清理,调节臀中肌张力**

患者女性,81 岁,左全髋置换术后 10 年,反复脱位,有时 1 周多次,因害怕脱位甚至不敢单独生活。3 年前因脱位跌倒造成对侧转子间骨折,因惧怕手术采取保守治疗,结果畸形愈合。

入院检查　助行器辅助行走,右髋内翻,左髋关节检查示患者有内收恐惧症,两下肢基本等长。

化验室检查　血常规、血沉和 CRP 均在正常值范围内。

影像学检查　骨盆后前位片如图 6.20 所示,左髋关节为骨水泥固定,髋臼侧假体为生物型固定假体行骨水泥固定,髋臼外翻角度接近 70°左右,前倾角 0°左右,金属小头在聚乙烯内衬内不对称;髋臼侧和股骨侧假体骨水泥鞘完整,未见水泥鞘断裂或者透亮带。右侧粗隆间骨折畸形愈合,髋内翻畸形。

诊断　左全髋置换术后髋关节不稳,习惯性脱位;右转子间骨折畸形愈合,髋内翻畸形。

病理特征　髋关节置换术后不稳的原因很多,有假体位置不良、软组织不平衡、骨性及软组织撞击等。本例患者主要是手术技术不良造成的髋臼假体位置异常,外翻角太大,几乎垂直,同时前倾角几乎为零,这是习惯性脱位的主要原因,金属小头在聚乙烯内衬不对称是髋臼过度外翻造成磨损加快的结果。生物型固定假体骨水泥固定,也是其病理特点之一。

116

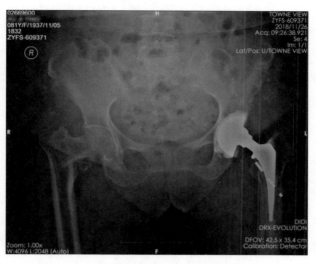

图 6.20　术前片示髋臼几乎直立,似乎后倾(红线虚线为截骨线)

手术难点　　本例患者手术难点在于两个方面:一是患者高龄,属高危人群,有一定的系统风险,快速结束手术是重中之重。二是翻修手术的重点是髋臼侧,但假体没有松动,且是骨水泥固定,假体取出困难,容易破坏周围骨质,造成骨质缺损;股骨假体虽然固定稳定,但假体属于过时产品,股骨柄的锥度不一定合适现在的产品,术中证实原来的金属头直径为 22 mm,若不取出股骨假体,则头臼不匹配。术前讨论决定髋臼侧仅更换内衬,利用骨水泥固定一个合适的高交联聚乙烯内衬,恢复合适的外展和前倾角。降低手术时间和完成稳定的髋关节重建是关键。

手术过程

(1) 手术入路。采用原切口即后方入路,切除瘢痕,显露和保护坐骨神经,外旋肌群大多以瘢痕联结于大转子后方,按袖套式从附着点切开游离,关节囊不完整,部分与外旋肌群仅相隔薄薄一层纤维囊,关节液较多,清亮(术后进行细菌培养实验结果为无菌生长)。

(2) 髋关节内收位极度不稳,实际上在手术时即是脱位状态,髋臼的聚乙烯内衬边缘磨损严重,内衬取出容易,检查金属臼杯固定稳定,取出会造成骨缺损,增加重建难度,延长手术时间和增加出血,决定按术前讨论意见保留金属臼杯部分翻修,将一个合适的高交联聚乙烯内衬用骨水泥固定在金属臼杯内,外翻角 45°左右,前倾 15°左右。

(3) 股骨重建。股骨假体取出容易,骨水泥鞘完整,骨水泥取出困难,常规方法不但手术时间较长,还会增加骨创伤。切口向远端延长,显露股骨上段,将臀大肌的肌腱从臀肌粗隆处切开,保护股外侧肌及后方的软组织,按股骨近端截骨的设计进行截骨(图 6.20),截骨后直视下取出骨水泥鞘(图 6.21),并进行相应的清理,然后完成股骨远端扩髓,打入合适的股骨假体,而后大转子骨块重新固定,按肢体等长恢复的要求,安装股骨头,复位,证实关节稳定。本例患者病情实际上类似假体周围骨折中的大转子骨折型 A_G 型。

(4) 术后片。如图 6.22 所示,原金属臼杯位置不变,聚乙烯臼杯依稀可见,位置能有效防止脱位。旋转中心恢复满意。

117

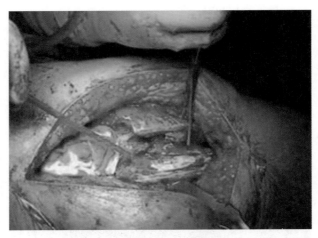

图 6.21　锯开后,直视下取出骨水泥鞘

吸引器管所指的白色部分为骨水泥鞘。

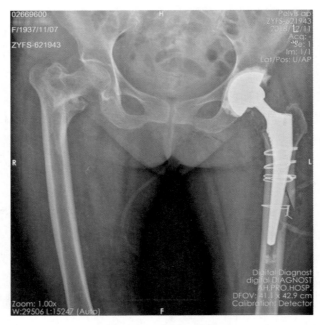

图 6.22　术后 X 光片

术后处理　术后片提示大转子骨块相对下拉,增加了臀中肌的张力。常规进行术后的血栓预防和感染的预防处理;扶拐部分负重行走 6 周。

典型病例 4　**股骨假体松动,髓腔异形、扩大(矫形和缩容减少植骨,简化手术过程)**

患者男性,43 岁,12 年前行因强直性脊柱炎双侧髋关节融合接受双侧全髋关节置换术,5 年前右髋松动,股骨假体周围骨折行翻修术,股骨干记忆合金环抱器固定,术后负重功能恢复，活动度小。当时左髋关节也有轻微疼痛，未予处理。左髋疼痛加重5个月入院，无明显静息痛。

　　入院检查　　扶拐行走，左髋Stinchfield抗阻力试验阳性，内外旋受限，右侧髋关节活动度明显受限屈伸及旋转均超过30°。疼痛不明显。

　　化验室检查　　血常规正常，血沉45 mm/h，CRP 8.1 mg/L。

　　影像学检查　　髋关节后前位片如图6.23所示，强直性脊柱炎，脊柱竹节样改变，腰骶关节融合，骶髂关节融合，骨盆旋后位固定，骶骨角几乎是水平方向，右侧髋臼假体稳定，外翻角和前倾角大，股骨干环抱器固定稳定，假体稳定；左侧髋关节假体松动，为髋臼侧和股骨侧均松动，髋臼骨水泥型假体，周围透亮带明显，臼杯向上、向内移位，股骨头和骨水泥臼内衬非同心圆；股骨假体内翻，下沉，周围透亮带均匀，皮质薄，假体远端向外成角。按Paprosky分型髋臼侧为ⅡC型，股骨侧为Ⅳ型。

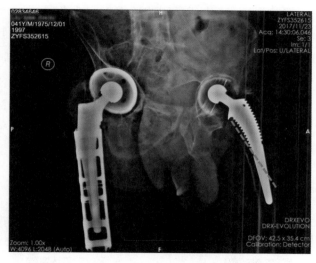

图6.23　术前X光片（红色虚线为截骨位置）

　　诊断　　左髋置换术后无菌性松动，Paprosky分型髋臼侧为ⅡC型，股骨侧为Ⅳ型；右全髋翻修术后，右假体周围骨折环抱器固定术后改变；强直性脊柱炎。

　　病理特征　　患者有强直性脊柱炎，为系统性疾病，软组织僵硬。右髋关节为翻修术后稳定，但活动度大，主要是满足负重需要；此次接受治疗的左侧髋关节为骨水泥假体，假体移位，周围透亮带均匀，髋臼向上、向内移位，硬化明显；股骨侧假体内翻，周围骨质缺损明显，髓腔扩大。松动诊断明确，骨缺损特别是股骨侧缺损明显。从透亮带的均匀性一致判断，诊断为无菌性松动。

　　手术难点　　本例患者手术难点在于五个方面：一是显露，虽然关节假体松动，但由于髋关节间隙较小，强直性脊柱炎患者的软组织僵硬，关节间隙及周围存在瘢痕粘连，显露时需要格外小心防止假体周围骨折。二是股骨侧假体取出容易，骨水泥取出困难，容易造成新的骨丢失甚至骨折;髋臼侧的骨水泥、骨水泥鞘一体化,周围松动,取出容易。三是髋臼侧重建,髋臼侧向上、向内移位,坐骨和耻骨的缺损不明显,骨缺损主要在顶部,应考虑使用顶部垫块,如能使用大杯,则翻修相对容易。四是股骨侧假体取出容易,而由于骨骼的畸形和骨质差,骨水泥及其周围假膜清理时要保证假体周围骨质不进一步减少。五是股骨假体的选择和力线恢复,股骨缺损明显,Paprosky 分型为Ⅳ型,力线纠正是重点内容之一,重建方法为打压植入骨水泥假体,需要大量的同种异体骨;或者使用镶嵌式同种异体骨-假体复合物(APC 技术)进行翻修等,但费用高,手术时间长。

<u>手术过程</u>

(1) 手术入路。翻修手术取原手术入路,显露保护坐骨神经后,将外旋肌群按袖套方式从止点切开,并与关节假囊分离,切除部分关节囊,牵引分开关节间隙,先将股骨假体的金属小头与股骨假体的连接部分离,股骨部分脱位后拔出股骨假体,髋臼活动,前方软组织粘连明显,显露困难,在保护髋臼剩余骨质的条件下取出困难,为防止骨折等副损伤,先行截骨。

(2) 截骨。切口远端向下延长,达到原假体远端上方成角处,按股骨近端截骨技术截骨,图 6.23 中红色示截骨线,截骨后松解前方关节囊组织等,髋臼假体即容易取出。

(3) 截骨后在直视下进行髓腔内骨水泥及其假膜的清理,同时周围粘连得以进一步松解。

(4) 重建髋臼。清理后发现臼顶,坐骨和耻骨条件能满足臼杯固定,前后壁为改建的骨质,使用大杯技术能满足髋臼的稳定重建,臼杯使用的是 68 mm 的钽杯。

(5) 股骨重建。选用 Wagner 柄,锥度固定。近端增粗部分采用珠帘技术进行近端的缩容。假体术中稳定。股骨近端截骨重建缩容达到初始稳定,不用植骨。

(6) 术后片。见假体位置令人满意(图 6.24)。旋转中心、假体稳定,股骨力线恢复。

<u>术后处理</u>　预防感染和血栓形成,嘱咐患者深吸气以增加肺活量。请风湿免疫科会诊处理强直性脊柱炎相关问题,以保障安全。术后部分负重,6 周后逐渐弃拐行走。

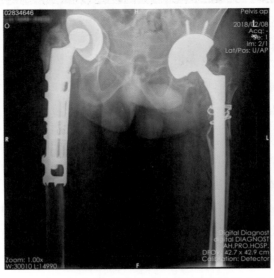

图 6.24　术后片显示假体位置满意(近端缩容,避免植骨)

120

典型病例5　**骨水泥固定型假体翻修，方便骨水泥清理，骨髓腔缩容，减少植骨**

患者女性，69岁，16年前因左侧股骨颈骨折接受股骨头置换术，9年前因髋臼磨损疼痛接受全髋关节翻修术。2年来翻修侧髋关节出现跛行，疼痛，逐渐加重入院。

<u>入院检查</u>　患者一般状况好，跛行，左髋关节 Stinchfield 抗阻力试验呈阳性，疼痛在股骨上段，髋关节活动度因疼痛受限。下肢短缩3 cm。

<u>化验室检查</u>　血常规正常，血沉13 mm/h，CRP 4 mg/L。

<u>影像学检查</u>　骨盆后前位片（图6.25）见原来翻修假体为混合型固定，髋臼侧为非骨水泥型固定，股骨侧为骨水泥型固定。髋臼侧假体稳定，未见移位、周围透亮带或者断钉等，股骨假体金属小头在聚乙烯内衬内不对称；股骨大转子上移，顶点平髋臼上缘，对侧大转子平闭孔上缘，股骨假体连同骨水泥鞘下沉，骨水泥涂布鞘不均匀，但没有明显的断裂，周围透亮带均匀，骨皮质变得非常薄，未见明显骨膜反应。

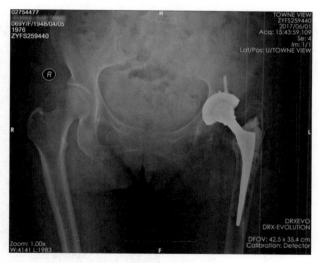

图6.25　术前X光片

<u>诊断</u>　左全髋关节翻修术后股骨假体无菌性松动，下沉，Paprosky 分型骨缺损为ⅢB型。

<u>病理特征</u>　主要是股骨髓腔扩大，皮质变薄，整个峡部消失。患者炎性指标正常，股骨假体周围透亮带均匀，髋臼聚乙烯不均匀磨损，诊断无菌性松动股骨下沉成立。无菌性松动的原因主要是聚乙烯衬垫磨损颗粒造成的异物肉芽肿引起的骨溶解，手术时机不能过多等待，否则可能会增加骨缺损，甚至引起骨折，增加翻修难度。

<u>手术难点</u>　显露和假体取出不是大问题，主要手术难度在于股骨侧骨水泥鞘的取出以及股骨侧骨缺损的处理，股骨缺损按 Paprosky 分型为ⅢB型，髓腔太大，骨量少，选择

何种翻修假体实现初始稳定也是手术难点之一。早期打压植骨是一个选项,植骨需求量大,但远期效果根据文献报道也有一定的不确定性,近几年使用率逐渐下降。打压植骨手术时间较长,还有同种异体骨移植的一系列不足,如排异等。患者虽然是二次翻修,但年龄只有69岁,假体界面需要抗耐磨性能好。

手术过程

(1)原切口入路,手术在全麻下进行。常规显露保护坐骨神经,外旋肌群袖套式游离,切除关节囊、肉芽肿和周围瘢痕,股骨假体连同附着的部分断裂的骨水泥鞘取出容易,内有较多的肉芽组织。髋臼假体内衬磨损严重,偏心,金属臼杯取出容易,无骨长入或骨长上。

(2)清理。髋臼侧清理方便,股骨侧骨水泥取出困难。主要是骨质破坏随之增加。

(3)截骨。截骨可以增加显露,方便清理。按股骨近端截骨技术要求截骨(图6.26),然后直视下把骨水泥鞘取出,清理后,髋关节前方瘢痕更容易切除。

(4)髋臼重建。选用生物型固定臼杯假体,用螺钉固定,选择高交联聚乙烯内衬。

(5)股骨重建。因为股骨峡部溶解,缺乏有效固定,假体选用锥度固定Wagner假体,实现远端固定,近端采用珠帘技术进行缩容处理,增加假体近端固定,从而实现假体的初始稳定。

(6)术后片。如图6.27所示,假体位置良好,股骨上段缩容令人满意。

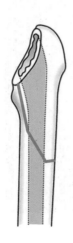
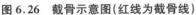

图6.26 截骨示意图(红线为截骨线)

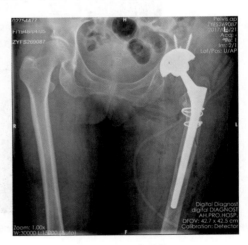

图6.27 术后片

术后处理 常规预防血栓和感染。增加骨质疏松处理的措施,使用药物有钙剂和骨化三醇等。6周内扶拐部分负重行走,3个月后脱拐行走。

典型病例6 **股骨假体断裂(股骨近端截骨便于取出断柄股骨假体和塑形)**

患者女性,86岁,左股骨颈骨折股骨头置换术后12年,置换术后5年也就是7年前开始出现跛行,疼痛轻微,患者能够忍受,没有给予重视。期间也没进行摄片,检查2个月前跌了一跤,疼痛加剧,休息后不见好转入院。

　　入院体检　患者一般状况好,左髋后方切口皮肤愈合好,髋关节活动度受限,旋转明显诱发疼痛。

　　化验室检查　血常规正常,血沉 23 mm/h,CRP 6 mg/L。

　　影像学检查　骨盆后前位片(图 6.28)见假体为双动股骨头半髋假体,股骨柄为早期国产珍珠柄假体,在中远段锥度变化明显的移形区断裂,近端周围骨质有硬化带,髓内骨质缺损,远端骨质未见明显缺损或者透亮带。髋臼完整,顶部关节间隙消失,内侧间隙宽,提示软骨磨损在负重区明显。

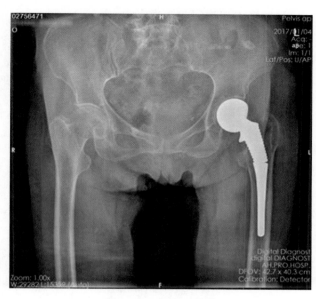

图 6.28　术前 X 线片

　　诊断　左双动半髋关节置换术后假体断裂,股骨假体松动,髋臼软骨磨损。

　　病理特征　假体断裂的原因很多,从设计、制造到使用任何一个环节都可能会出现问题。本例患者可能是在松动的基础上,加之原来的制造工艺存在质控问题导致的。双动半髋置换术后常见的髋臼磨损在本患者身上未能幸免,同时出现了股骨假体松动。松动原因有感染性和非感染性两大类,本例患者术后没有感染病史,切口愈合也很好,炎性指标正常,断裂的股骨假体上段周围的透亮带均匀,应为无菌性即非感染性松动。原来的假体虽然是珍珠柄,限于当时的制造工艺和手术技术不良等原因使骨长入或者骨长上很难发生,造成使用过程中出现松动,继而出现假体疲劳性断裂,此次外伤使假体断裂移位。

　　手术难点　主要是断裂的假体远端取出,如果骨质在取出假体时不进一步损害,则重建并不困难。髋臼侧重建难度不大。患者高龄,翻修手术应控制创伤,手术尽量简单,节约手术时间和减少出血等,否则不安全。

手术过程

（1）手术入路。取原后方入路，切除瘢痕，先将股骨头和近端断裂的股骨假体取出。关节液不多，无感染特征，但有瘢痕粘连。髋臼侧软骨在臼顶部磨损到软骨下骨。

（2）髋臼重建。选用生物型臼杯，螺钉固定，内衬为高交联聚乙烯臼杯。

（3）股骨重建。切口向远端适当延长，显露股骨近端，按股骨近端截骨要求，先完成面对术者的部分截骨（图 6.29），而后利用特殊"U"形骨刀或者翻修时取骨水泥的骨刀（图6.30）将股骨前方骨皮质按股骨近端截骨的截骨线截骨，与前面的截骨线会师。断裂的剩余假体部分可轻易取出。选用锥度固定的一体式 Wagner 假体，股骨近端适当缩容，增加骨与假体柄的有效接触和压配，翻修关节达到初始稳定。

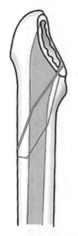
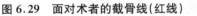
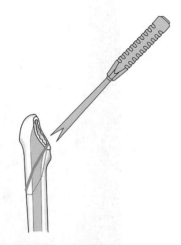

图 6.29　面对术者的截骨线（红线）　　图6.30　利用特殊骨刀完成对侧截骨会师（虚线部分）

（4）术后片。如图 6.31 所示，近端缩容令人满意，假体位置令人满意。股骨假体力线位置等均到达预期目的。

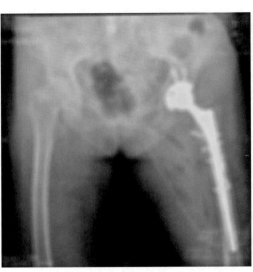

图 6.31　术后片

124

| 术后处理 | 患者术后6周内扶助行器部分负重行走。3个月后可弃拐行走。 |

典型病例7　**股骨近端截骨可以使股骨扩容**

　　患者女性,45岁,双侧先天性髋关节高位脱位,幼年时曾接受过保髋手术,术后失败。右侧全髋关节置换术后7年,疼痛逐渐加重3年。实际上,患者2年前就出现了右髋部疼痛和跛行,只是不愿翻修。左髋跛行,无明显疼痛,功能亦未受限。

| 入院检查 | 患者一般状况好,跛行,右髋活动范围小,左髋活动基本正常,下肢基本 |

等长。

| 化验室检查 | 血常规正常,血沉 11 mm/h,CRP 5 mg/L。 |

| 影像学检查 | 术前骨盆后前位片见图6.32,右髋关节置换术后,金属臼杯磨损,金属 |

头向上脱位,旋转中心上移不明显。左髋关节脱位保髋术后,髋关节脱位假关节型,内固定钢丝未取出。骨盆基本等高。右侧闭孔周围骨质密度和骨量稍高于左侧。

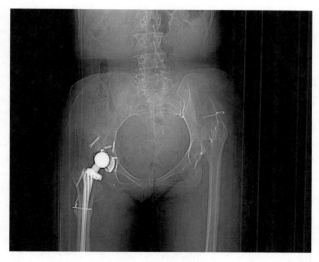

图6.32　术前片

| 诊断 | 双侧先天性髋关节高位脱位,右侧全髋置换术后髋臼磨损,左侧保髋术 |

后失败(假关节型)。

| 病理特征 | 双侧髋关节高位脱位,右侧全髋置换关节置换术后髋臼磨损,原来的假 |

体为 Link 公司生产的先天性髋关节脱位专用产品——直径7 mm 的解剖型股骨柄假体,活动界面为金属对聚乙烯界面。髋臼碎裂的原因是原来的产品其活动界面不能满足年轻患者活动量和活动强度过大的需要造成的。髋臼的骨量应该可以满足稳定需要,这要归功于上次手术重建时髋臼的应力增加,增加了骨储备;左侧髋关节系脱位保髋术后失败,内固定钢丝仍存在。两侧从影像学上看都有手术指征,患者左侧髋关节无明显疼痛症状,患者对现状

满意,不接受置换手术。软组织粘连、骨量不足和股骨髓腔细小仍是病变特征。

手术难点 　本例患者难点在于三个方面:一是假体取出,主要是股骨侧假体取出;二是髋臼重建;三是股骨侧重建,主要是股骨的髓腔细小,原来的柄远端仅 7 mm,不过如果假体锥度合适,股骨柄假体可以不翻修,但会增加髋臼的假体重建难度,因为操作空间不足,况且解剖柄很难有确切的骨长上,取出应该不难,所以以全部翻修为主。

手术过程

(1) 原切口入路。全麻下手术,分离并保护坐骨神经,外旋肌群按袖套式剥离,打开关节囊见关节液清亮,无软组织水肿和脓液,有少量肉芽肿。股骨头向后上方半脱位,髋臼聚乙烯臼杯和金属臼杯缺损,髋臼取出方便,考虑到髋臼重建的空间,术中决定取出股骨假体,方便髋臼重建。

(2) 股骨近端截骨可以方便假体取出,同时能使髓腔容积扩大,使用常规假体。按股骨近端截骨技术的要求把股骨近端的后方和外侧骨皮质锯断,截骨长度约 5 cm,前方皮质骨按典型病例 6 的方法,利用特殊骨刀,与前方和外侧截骨会师,把大转子骨块从股骨柄假体分离取出后,股骨假体容易取出。也未见骨长上。

(3) 髋臼重建。臼杯使用 54 mm 多孔金属杯,初始稳定可靠。说明前次手术的植骨发挥了作用,同时如前面所述,髋臼应力增加,骨量也会相应增加。

(4) 股骨假体使用最小号远端 8 mm 直径的 LCU 柄固定,干骺端予以扩容,实现初始稳定。使用陶瓷对陶瓷的硬界面。

(5) 术后片。如图 6.33 所示,假体位置令人满意,骨盆高度恢复。

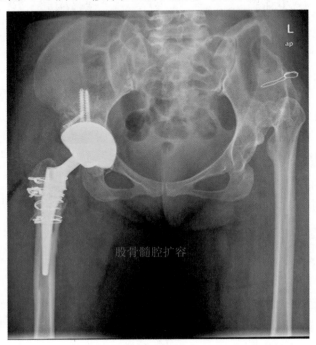

图 6.33 术后片

术后处理 6周内部分负重行走。随访,患者对手术满意,左侧仍然影响不大,不接受手术。

典型病例8 **方便调整大转子高度位置、臀中肌张力以及股骨假体位置中心化**

患者女性,74岁,左全髋关节置换术后17年,近10年来,患髋易疲劳,活动后疼痛,并逐渐出现跛行。自认为使用时间长了就是如此,没有就诊。5天前突然出现疼痛加重不能活动入院。

入院检查 患者全身状况良好,跛行,左髋关节活动差,拒动。下肢相对长度短缩4 cm。原手术切口愈合好,未见窦道瘢痕等。

化验室检查 血常规正常,血沉23 mm/h,CRP 4 mg/L。

影像学检查 如图6.34所示,术前X光片显示混合型固定假体,髋臼为生物型固定,金属头在聚乙烯内衬非中心化位置,提示有聚乙烯内衬磨损;股骨假体位移下沉,内翻,股骨柄远端髓腔改建,不对称,力线改变,假体末端几乎从外侧骨皮质穿出。干骺端有骨水泥鞘存在,大转子上移高达髂前上棘水平。术前下肢全长片(图6.35)提示下肢短缩主要为股骨假体下沉所致。

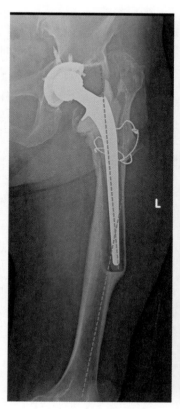
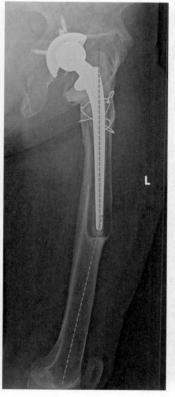
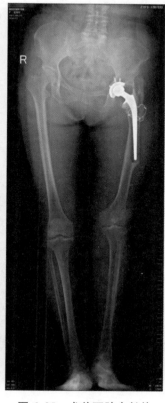

图6.34 术前X光片(红色虚线为髓腔中位线)　　**图6.35 术前下肢全长片**

诊断 左侧全髋关节置换术后股骨假体无菌性松动,假体内翻,大转子上移。

病理特征 股骨侧假体松动,周围透亮带均匀,骨质无明显炎性改变,化验室检查显示血沉和 CRP 等炎性指标正常,松动原因可以排除感染来源。股骨近端的钢丝存在,可以推断前次手术时,术中发生了假体周围骨折,骨水泥鞘的存在也间接说明原来手术时出现了股骨近端骨折。早期国产假体骨长入的能力差,多少也有技术层面的原因,骨与骨水泥界面的微观交锁即嵌入不佳,共同导致假体初始稳定性未实现。长时间使用后,假体松动,下沉,柄内翻,远端股骨侧皮质发生应力性改建,假体穿出原来的骨皮质外。大转子上移、内翻和下肢长度相对短缩等。髓腔松动变形,力线不正,假道形成。

手术难点 原来的假体骨长入性能差,假体取出难度不大,清理也不是问题。难点一是股骨假体髓腔变化,假体远端穿出,股骨力线改变,使中心位扩髓很难,容易造成不可控制的骨折,假体穿出等。难点二在于大转子上移、内翻,这也会造成扩髓的障碍。难点三是臀中肌张力的调整。

手术过程

(1)手术入路。取原来的后方切口,切除瘢痕,显露坐骨神经并予以保护。分离保护外旋肌群和臀中肌的间隙,外旋肌群以袖套式分离切开,见关节内少量积液,清澈,肉芽肿团块状,内衬磨损偏心,股骨假体很容易被取出。髋臼侧假体取出亦较为顺利,未见任何骨长入。清理瘢痕组织及肉芽肿,术后进行病理检查证实为非感染性肉芽肿。

(2)髋臼侧重建。骨缺损不明显,采用多孔生物型假体,螺钉固定,高交联聚乙烯内衬。

(2)股骨侧重建。先按股骨近端截骨设计进行截骨,截骨长度在大转子下 6 cm 左右,截骨后对瘢痕进行清理,特别是对大转子骨块前方和臀中肌、臀小肌下方即大转子内侧的瘢痕进行彻底松解,大转子可以很轻松地被拉到髋臼旋转中心位置。然后进行股骨侧远端操作,直视下进行偏心髓腔改道,扩髓。鉴于患者高龄,股骨干髓腔需要纠偏,选用锥度固定 Wagner 假体,以保证初始稳定。然后大转子复位,用钢丝固定。完成手术。

(4)术后片。如图 6.36 所示,股骨假体中置,股骨缩容,实现初始稳定。

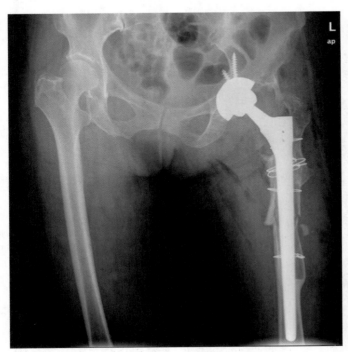

图 6.36 术后片

术后处理　按规范预防深静脉血栓形成和感染。初始稳定性好，患者第二天就能在保护下下床活动。同时应用抗骨质疏松治疗。

典型病例9　**方便纠正硬化髓腔偏移，假体中置化**

患者女性，67岁，双侧股骨头坏死全髋关节置换术后8年，左侧疼痛，跛行逐渐加重3月入院。

入院检查　患者一般状况好，手术部位切口愈合好，左髋 Stinchfield 抗阻力试验呈阳性。

化验室检查　血常规正常，血沉12 mm/h，CRP 5 mg/L。

影像学检查　髋关节后前位 X 光片检查（图6.37）显示左侧股骨假体下沉，颈领已达小转子上缘，远端外移，偏离中心，骨皮质薄，骨质疏松，仍完整，假体周围透亮带完整，骨质未见炎性改变；髋臼部分金属杯固定未见松动造成移位，钉道改变等，聚乙烯内衬磨损致金属球头不对称；右侧髋臼变化类似左侧，但股骨柄稳定，未见移位，假体周围骨皮质较左侧厚。

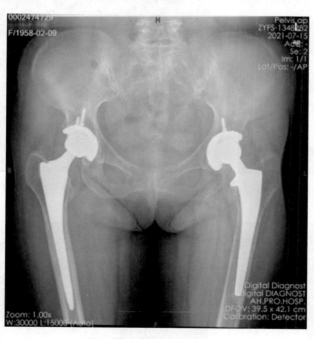

图6.37　术前片

诊断　双侧全髋关节置换术后，双侧聚乙烯臼磨损，左侧股骨假体松动、下沉。

病理特征　疼痛跛行，炎性指标正常，X 线检查见假体周围透亮线整齐，骨质无炎性改变，股骨假体远端向外，内侧硬化，假体周围髓腔偏离中位，股骨髓腔偏心；髋臼聚乙烯内衬磨损，不对称，诊断无菌性松动问题不大，翻修指征明确。

手术难点　　假体松动取出不是问题,清理难度也不大,难点主要是由于股骨髓腔的偏心,扩髓时如何实现股骨假体位置中置,这是防止假体穿出、劈裂的关键,也是实现假体长期稳定的基础之一。所以,髓腔中心化是难点。

手术过程

(1) 手术入路。选择原切口后外侧入路。术中证实股骨假体为无菌性松动,假体取出容易,髋臼侧聚乙烯臼磨损,臼杯取出容易,未见有骨长入或者骨长上。假体为早期国产。

(2) 髋臼侧重建。重建采用生物型多孔臼杯,用螺钉固定。

(3) 股骨侧重建。先行股骨近端截骨,原先假体偏心(图6.38),截骨后可以见到股骨的髓腔有两个隧道(图6.39),一个是假道,被假体所占据;一个真正的髓腔,封闭。如果不是截骨则很难或者不容易打通真性髓腔,因为它常常是封闭的。截骨后可以在直视下直接打开真性髓腔(图6.40),进行扩髓(图6.41)。选择合适的假体(LCU 初始置换假体,全涂层双锥度固定)可获得满意的初始稳定性。大转子按照假体的近端形态进行塑形,复位,用钢丝固定。

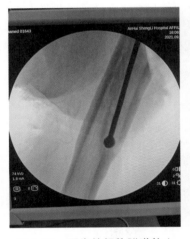

图 6.38　原先的假体隧道偏心

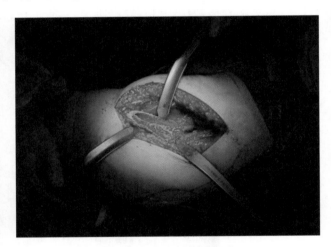

图 6.39　截骨面两个隧道

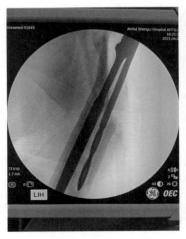

图 6.40　截骨后直视下找到真性髓腔

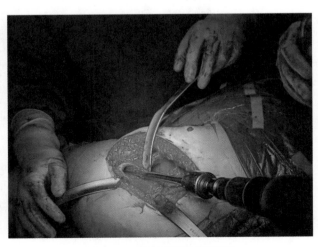

图 6.41　截骨后直视下扩髓

（4）术后片。如图 6.42 所示，臼杯位置满意，假体中置，固定可靠。

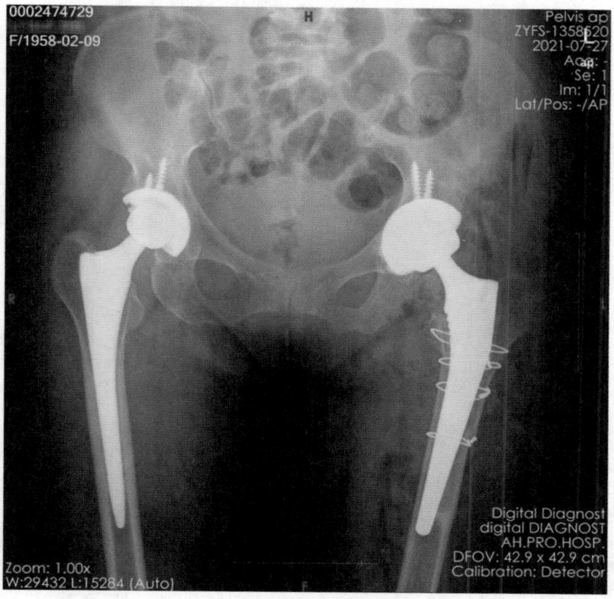

图 6.42　术后片

术后处理　本例患者虽然是翻修患者，但假体初始稳定，基本按初始置换处理。

典型病例10　**股骨假体松动、异位骨化（股骨近端截骨重建术利于显露、松解和髓腔纠偏方便，节约手术时间）**

患者男性，42 岁，15 年前因股骨头坏死接受右侧全髋关节置换手术，开始对效果满意，术后 7 年开始出现疼痛，逐渐加重，并出现跛行。近 2 年加重明显，影响生活。

入院检查　一般情况好，扶单拐行走，臀中肌步态。局部切口软，髋关节活动受限，几乎不能旋转，屈伸活动在 20° 左右。

化验室检查　血常规正常，血沉 19 mm/h，CRP 7 mg/L。

影像学检查　右髋关节股骨假体下沉、内翻，假体远端几乎穿出外侧骨皮质，假体周围透亮带均匀；外上方异位骨化，几乎未见间隙（Brook 分级为 Ⅲ 级），髋臼部分基本无异常（图 6.43）。

诊断　右侧全髋置换术后股骨假体松动，内翻，异位骨化（Brook 分级为 Ⅲ级），僵直髋。

病理特征　患者 42 岁，较年轻，对功能的要求高。右髋置换已 15 年，病史中没有感染病史，切口检查也未发现感染情况，化验室检查显示炎性指标正常，诊断上可以排除感染。诊断为非感染性松动，股骨假体下沉、内翻致股骨髓腔变形，实际上已经穿破，假体周围

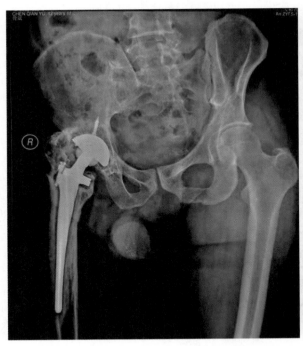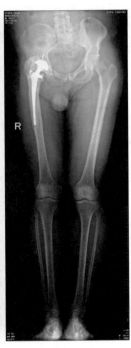

图 6.43　术前 X 光片

骨硬化明显,提示严重不稳。这是一款解剖型假体,设计理念类似髋臼侧的螺旋臼,骨长入或者骨长上很难;髋关节周围出现异位骨化,按 Brook 分级为 3 级,导致髋关节活动降低。

手术难点　本例患者手术难点在于两个方面:一是显露,主要是髋关节周围异位骨化造成髋关节僵直;二是股骨假体下沉、内翻,髓腔偏心,周围骨质硬化,扩髓及假体中置将会非常困难,容易造成假体穿出或者股骨干劈裂。

手术过程

(1) 手术入路。选择原手术入路,后方切口。显露时注意保护坐骨神经。见异位骨化组织几乎包绕整个关节的上方、前方和后方,关节失去活动度。去除大部分异位骨化组织,使关节脱位,取出股骨假体和髋臼假体,两者非常容易被取出。继续清理剩余的异位骨化组织及瘢痕组织。未见明显的肉芽肿组织。

(2) 髋臼重建。髋臼缺损轻,选用多孔生物型固定髋臼杯,螺钉固定,陶瓷内衬。

(3) 股骨重建。先行股骨近端截骨,截骨后继续软组织清理。然后将远端股骨髓腔封闭部分打开,中心化扩髓,植入假体,恢复等长。大转子骨块髓内清理后复位,用钢丝固定。

(4) 术后片。如图 6.44 所示,偏心距及旋转中心恢复,股骨假体中置。

术后处理　常规预防感染和深静脉血栓,抗生素静脉应用 1 周。为避免异位骨化再次形成,使用西乐葆,每日 2 次,每次 1 粒,服用 1 个月。

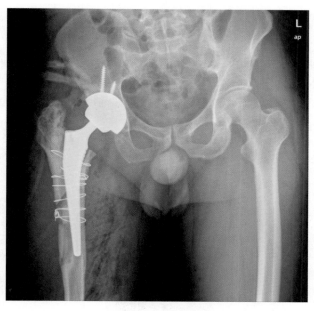

图 6.44　术后片

 典型病例11　**骨水泥固定假体翻修,方便清理,髓腔大小匹配**

　　患者男性,56 岁,左髋关节因创伤性骨性关节炎接受置换手术 10 年,术后仍有微痛,关节活动范围不大。近两年疼痛跛行逐渐加重并影响生活。

　　<u>入院检查</u>　　患者一般状况好,手术部位切口愈合好,髋关节活动范围小,左髋 Stinchfield 抗阻力试验呈阳性。

　　<u>化验室检查</u>　　血常规正常,炎性指标血沉及 CRP 正常。

　　<u>影像学检查</u>　　骨盆后前位 X 光片检查(图 6.45)显示左侧股骨假体为国产的珍珠柄,骨水泥固定,假体下沉,假体周围有不规则透亮区,假体近端有骨水泥鞘存在,未见鞘断裂。假体远端周围髓腔扩大,皮质不规则缺损,骨皮质变薄,皮质仍完整,假体远端基座形成,远端髓腔狭窄。原来手术时用了钢丝捆绑,估计原来的手术中发生了股骨干骨折。髋臼假体位置未见移位,髋臼周围存在数量不等的不规则骨化,间隙小于 0.5 cm,按 Brook 分级为Ⅲ级。

　　<u>诊断</u>　　左髋关节置换术后股骨假体松动,假体周围异位骨化。

　　<u>病变特征</u>　　生物型假体骨水泥固定,假体周围透亮区不均匀,但无骨皮质骨膜反应等炎性改变,化验室指标正常,可以初步排除感染性松动。主要可能是原先的国产假体尤其是聚乙烯材料差,磨损颗粒产生的颗粒病。假体周围异位骨化。股骨髓腔近端溶解扩大,远端尤其是封闭的远端,新的假体势必越过才能达到初始稳定和长期稳定,而远端的髓腔细

133

小,这是矛盾的焦点。

手术难点　本例患者手术难点在于四个方面:一是显露,假体周围异位骨化,关节僵直,可能造成显露困难;二是假体的取出,髋臼假体取出为难点,股骨假体取出难度不大;三是股骨髓腔及骨水泥的清理;四是股骨远端髓腔细小和近端髓腔扩大的假体选择矛盾,这是最大的难点。打压植骨解决近端髓腔过大问题正如前所述,不但花费大,且若技术掌握不好,会出现失败的可能。

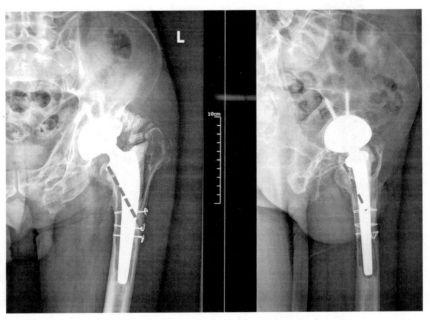

图 6.45　术前 X 光片(红色虚线为预计截骨位置)

手术过程

(1) 手术入路。按原手术入路,后侧切口,保护坐骨神经,外旋肌群以袖套式从附着点松解便于术后重建,清理异位骨化组织和肉芽肿。

(2) 假体取出。股骨假体取出较为容易,周围有大量的肉芽肿;髋臼取出不困难,无骨长上。周围有伪膜。

(3) 髋臼重建。髋臼缺损不明显,清理后置入多孔生物型臼杯,用螺钉固定。内衬为陶瓷。

(4) 股骨重建。股骨干钢丝取出,进行按股骨近端截骨的技术要求的截骨,进一步清理髓腔包括伪膜、骨水泥等,切除瘢痕。选用锥度固定的 Wagner 柄,粗细以远端髓腔直径为依据,近端扩大的髓腔采用股骨近端截骨的缩容技术(参见图 4.25)处理,达到近端假体的适配固定。实现股骨假体的初始稳定。选用陶瓷头。

(5) 术后片。如图 6.46 所示,股骨假体位置为中立位,股骨髓腔缩容,实现假体初始稳定,髋关节旋转中心恢复。

术后处理　常规预防感染和深静脉血栓处理;术后关节稳定,在双拐辅助下可部分

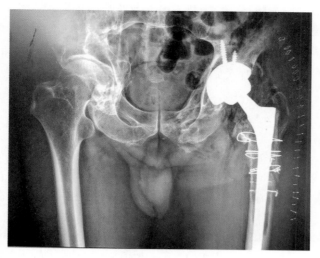

图 6.46　术后片

负重行走。3 个月后见截骨愈合良好(图 6.47)。

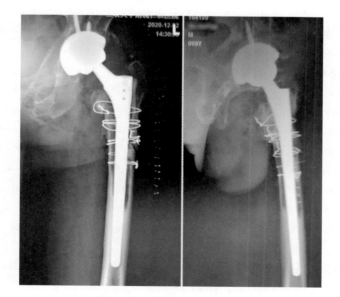

图 6.47　术后 3 个月 X 光片

小结与体会

　　人工髋关节翻修手术是一个充满挑战的个体化手术。这种手术的挑战之一是此类患者大多高龄,合并基础疾病,即使是没有基础疾病,对手术的耐受性也较差。这就要求控制手术时间,减少创伤,减少出血,做简单的手术达到手术目的。挑战之二是翻修手术的困难有很多,除去感染性翻修外,显露、松解、清理尤其是骨水泥清理以及股骨干各种畸形的纠正等都是陷阱。股骨近端截骨的使用,可以使显露更容易、清理更方便、畸形纠正更充分,并且能很容易地实现股骨重建,缩短手术时间。尤其是可以缩容或者扩容,做到不植骨即可实现假体初始稳定,使翻修手术简单化,安全有效。

参 考 文 献

[1] 裴福兴,康鹏德,石小军. 全髋关节翻修术的相关问题[J]. 中华关节外科杂志(电子版),2013,7(5):588-590.

[2] 李儒军,陶可,寇伯龙,等,林剑浩. 人工髋关节置换术后翻修的原因分析及处理[J]. 中国矫形外科杂志,2018,26(19):1729-1734.

[3] Younger T I, Bradford M S, Magnus R E. Extended proximal femoral osteotomy:A new technique for femoral revision arthroplasty[J]. The Journal of Arthroplasty, 1995,10(3):329-338.

[4] Mardones R, Gonzalez C, et al. Extended femoral osteotomy for revision of hip arthroplasty[J]. The Journal of Arthroplasty, 2004,20(1):79-83.

[5] Miner T M, Momberger N G, Chong D, et al. The extended trochanteric osteotomy in revision hip arthroplasty:a critical review of 166 cases at mean 3-year, 9-month follow-up[J]. The Journal of Arthroplasty, 2001,16(8 Suppl 1):188-194.

[6] Levine B R, Della Valle C J, Hamming M, et al. Use of the extended trochanteric osteotomy in treating prosthetic hip infection [J]. The Journal of Arthroplasty, 2008,24(1):49-55.

[7] Wronka K S. Union rates and midterm results after extended trochanteric osteotomy in revision hip arthroplasty useful and safe technique[J]. Acta orthopaedica Belgica, 2017,83(1):53-56.

[8] Lakstein D, Kosashvili Y, Backstein D, et al. Trochanteric slide osteotomy on previously osteotomized greater trochanters[J]. Clin Orthop Relat Res, 2010,468(6):1630-1634.

[9] Anglen J O, Weinstein J N. American board of orthopaedic burgery research committee. Nailor plate fixation of in-tertrochanteric hip fractures:changing pattern of practice. A review of the American Board of Orthopaedic Surgery Database[J]. J Bone Joint Surg Am, 2008,90(4):700-707.

[10] Haidukewych G J, Berry D J. Hip arthroplasty for salvage of failed treatment of intertrochanteric hip fractures[J]. J Bone Joint Surg Am, 2003,85(5):899-904.

第7章

股骨近端骨折治疗失败
患者中的应用

股骨近端骨折包括股骨颈骨折、粗隆区骨折和粗隆下骨折,是创伤骨科常见病、多发病。随着人口的不断老龄化,因股骨近端骨折而进行内固定治疗的患者数量有增加的趋势,特别是股骨粗隆区骨折。股骨粗隆区骨折内固定治疗装置有:动力髋螺钉(dynamic hip screw,DHS)、髓内钉(intramedullary nail)或钢板治疗,通常这些内固定装置的组成都具有股骨头颈部螺钉,一根或者多根,绝大部分患者用其治疗可获得成功,效果令人满意。但是这类患者骨质疏松严重、骨折类型为粉碎性,导致内固定锚定效果差,或者治疗方法包括康复方法不当,可能出现骨折畸形愈合、内固定螺钉切出股骨头,甚至出现股骨头缺血性坏死(图7.1),导致创伤性关节炎等,严重影响患者的髋关节功能,生活质量严重下降。对于治疗方法,有人主张内固定翻修,有人主张关节置换。前面已述这类患者骨质疏松,内固定锚固差,内固定取出后遗留的畸形和空腔都会对再次固定产生不利影响,失败率往往也高,特别是患者一般高龄,需要早期离床活动,防止卧床引起的一系列并发症等。我们同意大多数人的意见,建议患者接受髋关节置换治疗。和髋骨性关节炎全髋关节置换相比,对这类患者进行关节置换有较大的技术挑战性和预后不确定性,需要我们更加关注。

137

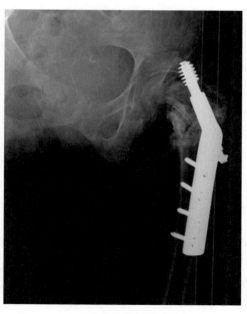

图 7.1 DHS 主钉切割股骨头、颈和髋臼

7.1　髋关节置换的手术指征

粗隆区骨折接受关节置换治疗只能是内固定治疗的补充或者挽救性措施,不能作为主要治疗方式。接受关节置换的手术指征有:① 原来存在髋关节骨性关节炎、股骨头坏死、骨折粉碎严重且骨质疏松,不能为内固定提供有效的锚固作用,内固定治疗失败概率高,内固定后仍不能早期下床;② 内固定后失败,包括髓内钉主钉切割股骨头臼、骨不连,出现髋内翻、外翻畸形;③ 股骨头坏死。

并不是所有的这类患者都需要进行股骨近端截骨处理,需要股骨近端截骨的手术指征是股骨近端骨折治疗失败,股骨近端畸形如髋内翻、髋外翻、旋转、成角和髓腔实变者等,影响股骨假体植入。伴有这种情况的患者在手术时股骨扩髓困难,且容易出现假体内翻、外翻、股骨劈裂、假体穿出等。

7.2　术　前　评　估

这类患者多为高龄,手术安全性更为重要。术前评估分为局部评估和全身状况的评估。

1. 局部评估

(1) 有无局部感染,特别是粗隆区骨折、骨不连患者,一定要排除感染性骨不连,因为这会造成髋关节置换后感染导致手术失败。排除手段除感染性指标如白细胞计数和分类、CRP 和血沉外,重点是病史和体征。对于病史主要询问首次手术后有无术后发热、寒战,局部切口有无渗液及持续多长时间、有无流脓等。体检时局部有无红肿压痛、有无窦道,必要时穿刺检查,有渗液要做细菌培养;X 线片上若看到内固定松动、钉道周围有透亮带,特别是不均匀的透亮带,则提示有感染(图 7.2)。

(2) 局部畸形评估,通过 X 线片、CT 及三维重建等检查,评估股骨近端畸形的方式和程度。同时要对未取出的内固定的位置、螺钉的位置和是否断裂等进行评估。

2. 全身状况评估

主要是针对这类高龄患者可能出现的心脏、脑血管及肺功能进行评估,对手术耐受性进行评估,并请麻醉科、老年科等进行多学科会诊。同时不要忘记对患者是否有老年痴呆等精神状况进行评估。另外,了解患者是否长期使用非甾体类药物,这可能会导致消化道溃疡造成隐形失血等。

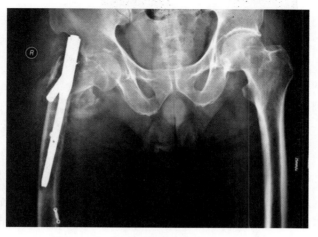

图 7.2 钉道周围骨吸收，不均匀，皮质薄

7.3 内固定类型和厂家的确定

内固定的厂家、生产的内固定材料规格不一，术前要明确内固定的厂家，有利于顺利去除内固定。如条件允许，可以从原来的手术医师或者病历中获取。

7.4 假体的选择

人工关节的选择有两项内容：一是手术是半髋股骨头置换还是全髋关节置换，如果是髋臼完整性好，患者预期寿命不长，选择前者，否则选择全髋关节置换；二是固定类型的选择，选择骨水泥固定型假体还是生物固定型假体有时令术者困惑，笔者更倾向于生物型固定假体，理由如下：随着技术的进步和假体材料的更新，生物型固定假体的骨长入、骨长上效果已今非昔比，效果很好，生物学固定的假体几乎适合所有患者；这类患者的股骨近端多伴有畸形，包括髓内、髓外畸形，骨折愈合后局部实变、硬化，使用骨水泥假体难以实现交锁，而生物型的假体可以实现假体的压配达到初始稳定；截骨矫正相应畸形，恢复股骨假体近端适配形态，或者内固定取出的钉孔会出现骨水泥漏出。故不建议使用骨水泥固定假体，除非骨质疏松非常严重，可以使用长柄的骨水泥型假体。

7.5 手 术 方 法

手术入路的选择考虑三个因素：一是内固定的取出；二是畸形矫正；三是人工关节置换。最好能利用原切口。

内固定取出的时间顺序要考虑骨质的因素，如果骨质疏松，强度不够，最好在髋关节脱位后取出，以减少术中再骨折发生的概率。如果内固定时间长，尤其是早期转子间截骨用的内固定，与现在的内固定装置有所不同，过去螺钉配的不是内六角螺钉帽，而是"一"字形螺帽，加之钢材材质不好，有时内固定取出困难，特别是对于有的患者内固定被骨化的骨痂包裹后，更加难取。建议准备相应的配套取出器，包括断钉取出器。注意保护臀中肌，特别是大转子上移的患者。臀中肌功能好坏会影响术后步态、髋关节脱位率，甚至会影响假体使用寿命，同时可能会出现臀中功能不全的疲乏和髋部疼痛。

术中还要注意感染的再次排除，如果术中发现疑似感染的问题，要当机立断对局部的组织进行染色或冰冻检查白细胞数量。如果高倍视野白细胞多于 5 个，就要高度怀疑是感染，根据情况判断是一期置换还是等感染控制后进行二期手术置换。

7.6 手 术 难 点

主要是骨质硬化、髓腔闭合，导致髓腔扩髓困难。内固定假道对人工关节假体植入的影响，主要是假体柄穿出甚至医源性骨折。这类患者外侧皮质钉孔部位附近可以出现骨嵴，骨质硬化偏心，容易使扩髓出现偏心或者假体偏小（图 7.3）。部分患者粘连严重，需要松解才能显露，可以先进行股骨近端截骨，这样可以在直视下进行有效彻底的松解。而后依次完成髋臼和股骨侧的手术。

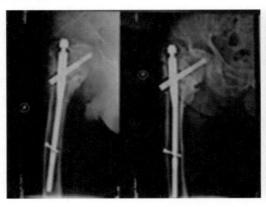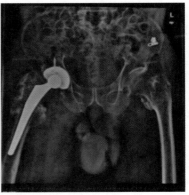

图 7.3　髓腔硬化，容易造成假体内翻植入

7.7　术 后 处 理

　　常规处理措施与其他原因进行的关节置换相同,包括下肢深静脉血栓、感染的预防。这类患者多高龄,注意术后全身反应,尤其是心脑血管情况,它的稳定是康复的重要条件。使用非骨水泥固定关节,假体初始稳定靠压配取得,长期稳定还要假体骨床之间的骨长入或者骨长上,加上截骨间愈合,建议支具辅助时间至少 6 周。期间摄片检查看骨愈合情况。

 典型病例 1　**髋内翻畸形,大转子骑跨,股骨近端截骨有利于松解和畸形矫正**

　　患者男性,70 岁,跌倒致右转子间骨折 2 年余,接受钢板内固定治疗,切口愈合好。术后3 个月开始出现髋部疼痛并逐渐加重。开始疼痛较轻,近半年来几乎不能下床,严重影响生活质量。病程中没有发烧等全身症状。

　　入院检查　患者一般状况好,用助行器辅助行走。局部组织无红肿、无窦道。患髋活动度几乎呈僵直状态。

　　化验室检查　血常规检查提示轻度贫血,白细胞、血沉和 CRP 均在正常范围。

　　影像学检查　骨盆普通 X 线后前位片(图 7.4)显示右髋转子间骨折采用钢板内固定,髋内翻,颈干角几乎 90°,头颈部的主钉穿出股骨头颈部,对应的髋臼局部缺损,无明显断钉、断板。

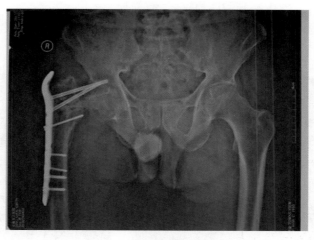

图 7.4　术前骨盆后前位片

　　诊断　右转子间骨折内固定术后失败,髋内翻,股骨头颈切割伤,创伤性僵直髋。

<u>病理特征</u>　骨折畸形愈合，髋内翻和头颈部螺钉穿出，导致股骨颈和髋臼破坏。

转子间骨折内固定治疗预后良好，本例患者采用的是钉板，固定强度不够，也可能原来的固定螺钉在头颈内位置不良，导致髋内翻，进而股骨头颈部切割，有骨缺损，相应部位髋臼亦有缺损；骨折畸形愈合，无感染证据，基本可以排除感染。手术方案的选择有全髋关节置换、外翻截骨和关节融合，其中截骨不能恢复功能，患者 70 岁，因为头臼皆有破坏，亦不建议融合。全髋关节置换术是优先选择。

螺钉穿出股骨头并形成头颈部切割，髋关节长期不能活动，关节囊内外粘连僵硬。关节周围软组织的外伤、手术也是造成髋关节周围瘢痕粘连和僵直等的原因。

<u>手术难点</u>　本例患者手术难点在于四个方面：一是髋关节僵直，虽然有疼痛保护的原因在，但关节囊内外粘连瘢痕是主要原因，这在手术麻醉后的例行检查中得到证实；二是髋内翻、大转子悬挂（overhang）需要纠正，否则容易导致假体出现内翻植入或植入困难、假体穿出或股骨出现新的骨折；三是骨折周围髓腔骨痂生长，造成扩髓困难；四是内固定取出，髋关节僵直可能会引起骨折。

<u>手术过程</u>

（1）手术入路。采取后方入路，可以兼顾内固定取出和关节置换。

（2）先将头颈部两枚内固定的螺钉取出，方便髋关节脱位，髋关节脱位后再将其余内固定取出，避免因关节僵硬、活动不好造成医源性骨折。

（3）进行股骨近端截骨（图 7.5），彻底松解瘢痕和粘连组织。

（4）髋臼重建。髋臼前上方缺损，不影响髋臼稳定性，使用生物型臼杯，未打螺钉，稳定性好。应在截骨后进行，髋臼置入过程在直视下完成。

（5）股骨侧重建。扩髓非常容易，可有效避免发生术中骨折。按上述股骨近端截骨技术操作完成假体植入。术中实现假体稳定，下肢等长。

（6）术后片。骨盆普通 X 线后前位片（图 7.6）显示髋内翻纠正，股骨柄中置，旋转中心恢复。

142

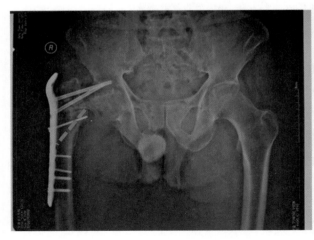

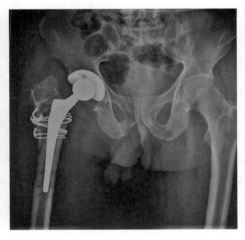

图 7.5　截骨位置（红线）　　　　　　　　　　图 7.6　术后片

术后处理　患者年龄大，又是二次手术后，注意预防深静脉血栓和感染。术后 6 周内扶拐部分负重行走。

典型病例 2　**髋内翻，大转子高置（high-riding）（股骨近端截骨纠正力线，方便松解）**

患者男性，63 岁，右股骨大转子粉碎性骨折重建钉固定术后 3 年。右髋跛行，活动受限。

入院检查　患者一般状况好，跛行，右髋切口愈合好，右侧髋关节僵直。

化验室检查　血常规正常，血沉 12 mm/h，CRP 3 mg/L。

影像学检查　右髋的 X 线正侧位片（图 7.7）显示右股骨近端骨折重建钉固定术后畸形愈合，髋内翻畸形，大转子畸形上移，尖端达坐骨大孔水平，股骨颈短缩，内固定周围未见透亮线。

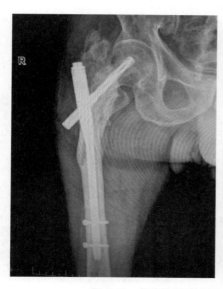
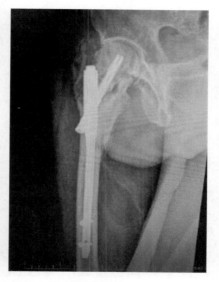

图 7.7　术前片示髋内翻，大转子上移，股骨颈短缩

诊断　右股骨大转子粉碎性骨折畸形愈合，髋内翻，大转子高置畸形，髋关节僵直。

病理特征　股骨近端骨折术后，髋内翻畸形，大转子高置，股骨颈短缩，骨折及手术造成髋关节周围软组织粘连，尤其是关节囊挛缩，导致髋关节僵直。髋关节的股骨头臼看似完整，实际上因关节内粘连和长期废用导致软骨变性、破坏。

手术难点　本例患者手术难点在于五个方面：一是手术方式的选择，若采用保髋手术则股骨颈长度难以恢复，僵直的松解势必造成血供受到一定程度影响，有股骨头继发性坏死的可能，患者年龄 63 岁，采用髋关节置换应是合理的手术方式；二是髋内翻畸形存在，易造成假体内翻或假体穿出；三是髓内钉道硬化，扩髓困难；四是大转子上移高置，造成旋转中心恢复困难;五是内固定取出后再骨折。

手术过程

（1）后方入路。切口远端连接原切口,先将内固定中的头颈螺钉取出。然后显露髋关节,见关节周围粘连严重,关节囊挛缩,关节囊切开后股骨头脱位困难,原因一是广泛粘连,二是软组织挛缩仍未完全纠正。锯断股骨颈后取出股骨头,见股骨头软骨和髋臼软骨被覆粘连瘢痕,部分破坏、变性,继续取出内固定剩余部分。股骨头取出后,髋关节周围显露仍然很困难,主要受前方软组织紧张影响。

（2）截骨松解。按股骨近端截骨技术要求进行截骨(图7.8),截骨后在直视下松解髋关节前上方挛缩的关节囊和瘢痕组织。检查发现大转子可以充分下拉到正常位置。

（3）髋臼重建。基本无缺损,采用生物型臼杯,固定稳定。

（4）股骨侧重建。按股骨近端截骨重建方法完成股骨假体安装。试行复位,较稳定,肢体长度恢复等长。大转子骨块按近端截骨技术要求给予相应的处理,复位,用钢丝固定。

（5）术后片。提示旋转中心恢复,假体位置满意(图7.9)。

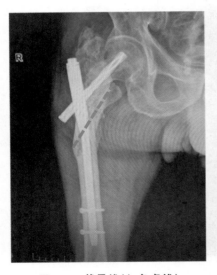

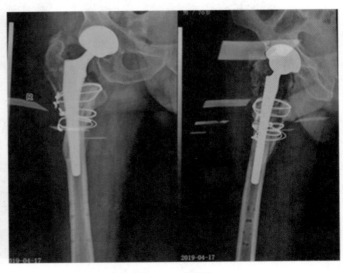

图7.8 截骨线(红色虚线)　　　　　　图7.9 术后片

术后处理　　术后6周内扶拐部分负重行走。术后恢复满意。

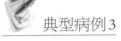

典型病例3　**保守治疗失败,股骨近端畸形,髋内翻,粘连僵直(股骨近端截骨矫正畸形,松解软组织方便,显露更为清晰,方便操作)**

患者男性,57岁,因车祸伤致左髋部疼痛活动受限1年余入院。多发性损伤,受伤当时有脑外伤,为了抢救生命,耽误了左髋部骨折的治疗。

入院检查　　患者一般状况好,无手术禁忌证。左髋跛行,髋内翻,髋关节活动度以内外旋受限为主,左下肢短约2 cm。

化验室检查　血常规和生化指标正常,血沉 18 mm/h, CRP 6 mg/100 mL。

影像学检查　骨盆前后位 X 线片(图 7.10)示股骨近端畸形愈合,左髋内翻,股骨头和髋臼位置正常,股骨颈短缩,大转子上移,小转子畸形愈合,股骨轻度外旋,外上方孤立性异位骨化。

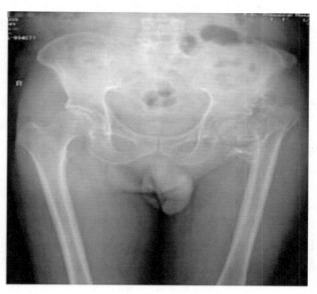

图 7.10　术前片

CT 三维重建示股骨颈吸收,有孤立性异位骨化,骨折部位髓腔有部分狭窄硬化(图 7.11)。

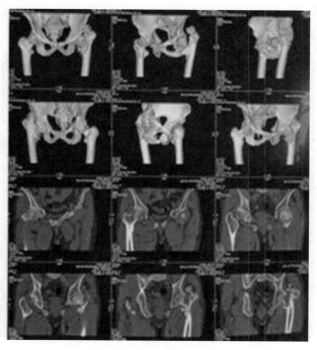

图 7.11　术前 CT 片

病理特征　左侧转子间骨折畸形愈合,髋内翻畸形,大转子上移,小转子畸形愈合,下肢外旋。X 光片及 CT 片显示股骨颈吸收,股骨近端髓腔形态变异;同时转子间周围存在瘢痕粘连,髋关节关节囊在受伤时有损伤,现有粘连挛缩,同时髋关节周围肌肉也有挛缩。

虽然患者年龄不大,但也不建议进行保髋手术,原因一是股骨颈被吸收,短缩,重建正常的头颈关系困难,转子间外展截骨后果也是改变负重力线,不能恢复股骨颈长度;二是粘连僵硬,需要广泛松解、剥离,很难保障股骨头不发生坏死。有采用全髋置换的指征,一是手术相对简单,二是采用陶瓷对陶瓷的硬界面,可以满足患者的使用。

手术难点　本例患者手术难点在于三个方面:一是显露,原因是外伤后的血肿肌化和髋关节不能活动造成的周围软组织挛缩和局部瘢痕粘连,特别是外旋畸形的存在更加重了显露难度;二是大转子上移造成的臀中肌张力需要调整;三是股骨近端部分实变造成扩髓和假体近端适配困难,近端畸形也容易造成假体穿出甚至可能出现术中骨折。股骨近端变形,下肢长度参照物不明确,所以术前需要测量右侧下肢长度。

手术过程

(1) 手术入路。采用后侧入路,显露过程中,先找到坐骨神经并予以保护,而后辨认臀中肌并加以保护。术中发现髋关节活动度几乎消失;从梨状肌开始,把外旋肌群从股骨转子附着部进行袖套样剥离,与关节囊粘连严重,有大量瘢痕,髋关节不能活动,关节囊仅能部分切开,故先进行股骨近端截骨。

(2) 股骨近端截骨。截骨部位如图 7.12 所示,截骨长度自大转子基底向下约 5 cm,截骨后可以掀开大转子骨块,小心保护上下附着的肌群,把关节囊及周围的瘢痕切除,对臀中肌和臀小肌进行游离,并切除周围瘢痕,使肌肉能游离活动。截骨后显露明显改善,孤立性异位骨化组织位于大转子,相当于臀小肌与关节囊之间,在直视下予以切除。

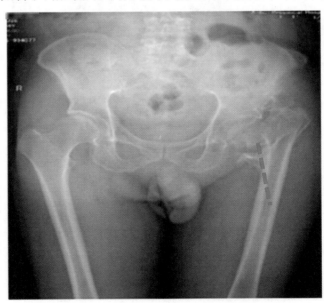

图 7.12　截骨线(红色虚线)

（3）髋臼重建。局部骨质疏松，注意以 Harris 窝内壁深度，保护软骨下骨不被磨去。打入生物学固定臼杯，用螺钉加强固定，内衬选用四代陶瓷。

（4）股骨侧假体安装。按股骨近端截骨的股骨假体处理办法，常规扩髓，股骨前倾方向对准股骨内上髁，选用生物学固定假体，远端压配，大转子骨块按照前面所述方法处理，实现近端假体的适配，用钢丝固定。肢体长短恢复术前髂前上棘和内踝尖距离。

（5）术后片。X 光片显示假体位置令人满意（图 7.13）。

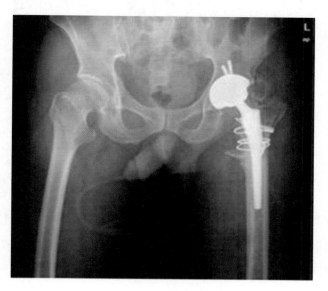

图 7.13　术后片

术后处理　常规预防下肢深静脉血栓和感染，第二天在双拐辅助下部分负重行走。

典型病例4　**创伤性股骨头坏死，僵直髋，股骨上段畸形愈合（股骨近端截骨使畸形矫正方便，松解更为彻底）**

患者男性，48 岁，因右侧髋关节疼痛伴跛行逐渐加重 5 年入院。既往史：车祸伤，右侧股骨干骨折伴同侧髋关节脱位，股骨干接受切开复位钢板内固定术，髋关节脱位行闭合复位。康复过程中出现股骨头坏死，保髋治疗无效。

入院体检　患者一般状况好，切口瘢痕愈合好，明显跛行，髋关节僵直，活动范围几乎为零，下肢外旋（具体度数未测量）。

化验室检查　血常规正常，生化指标正常，血沉 14 mm/h，CRP 3 mg/100 mL。

影像学检查　骨盆前后位的 X 光片（图 7.14）提示右侧髋骨性关节炎改变，股骨头变形，股骨近端上移，股骨上段骨折畸形愈合，轻度内翻，内固定完整，没有断钉、断板，髓腔部分实变。

诊断　右侧创伤性股骨头坏死 Ficat Ⅳ 期，僵直性髋关节；股骨干骨折钢板内固定术后畸形愈合（内翻畸形和旋转畸形）。

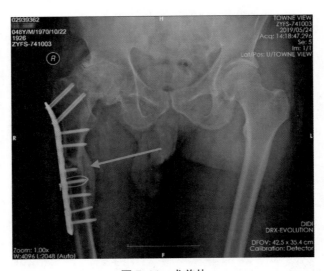

图 7.14　术前片

红色箭头示股骨干轻度成角畸形。

　　病理特征　　外伤性股骨头坏死骨性关节炎，骨赘增生明显；股骨骨折畸形愈合，冠状面上轻度内翻畸形，向外成角畸形，轴位轻度旋转畸形，髓腔变形，狭窄、封闭，软组织因切开复位钢板固定术后长期关节不动，僵直粘连较为严重。内固定未取出。

　　手术难点　　本例患者手术难点在于三个方面：一是僵直髋导致显露困难，特别是外伤患者，病变部位瘢痕组织较多，关节囊挛缩；二是股骨干内翻畸形发生在峡部，髓腔变形、狭窄，股骨干旋转畸形，导致扩髓困难；三是股骨干旋转畸形，易出现股骨柄前倾角定位，导致髋关节不稳脱位；四是内固定取出存在术中骨折的可能。

　　手术过程

　　（1）采用侧卧位后方入路，远端切口连接原来的股骨干切口，先去掉股骨颈部的 2 枚螺钉。

　　（2）髋关节周围粘连松解。小心松解，显露坐骨神经并加以保护。然后切除关节囊后方部分，截断股骨颈，去除影响髋关节活动的骨赘，股骨头臼瘢痕粘连结实，但没有形成骨性融合，分块取出，关节周围因粘连及软组织挛缩显露困难，操作空间有限，活动度及空间不能满足处理髋臼侧操作的需要，主要是髋关节前方关节囊粘连较重（可能由于外伤手术造成）。

　　（3）取出股骨干内固定的钢板、螺钉、钢丝。

　　（4）股骨近端截骨（截骨部位如图 7.15 虚线所示）。自股骨颈截骨残端的内侧斜向下倾斜后，直视下松解股骨近端前方关节囊及其周围瘢痕，臀中肌、臀小肌被完整保护。

　　（5）髋臼重建。常规处理，打入合适的非骨水泥固定髋臼和陶瓷内衬。

　　（6）股骨侧重建。在直视下开髓，避免了不截骨时髓腔变形造成的扩髓方向不易控制，按股骨近端截骨的操作步骤完成假体安装。

　　（7）术后片。如图 7.16 所示，假体位置令人满意，内翻纠正，假体中置，旋转中心恢复。

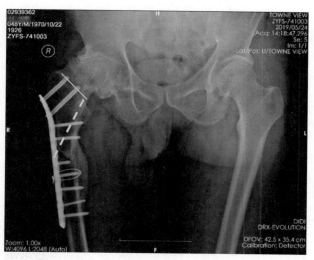

图 7.15 截骨部位(虚线),截骨后内翻得以矫正,局部硬化实变髓腔直视下开通

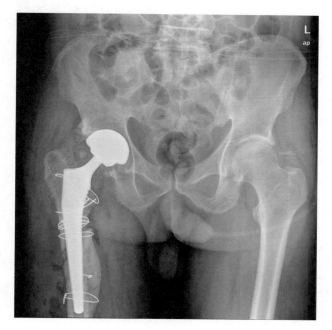

图 7.16 术后片

术后处理 预防血栓和感染,部分负重,6 周后可以弃拐行走。

 典型病例5 **内固定残留取出,髓腔硬化(股骨近端截骨方便内固定取出和髓腔成形)**

患者男性,47 岁,左髋疼痛 5 年,加重 1 年,严重影响生活质量入院。10 年前左股骨颈骨折接受切开复位,解剖钢板内固定术,术后 2 年取出内固定,遗留 1 根断钉在股骨干内未能取出。以前的影像学资料丢失。

入院检查 患者跛行，髋关节活动受限，以内旋受限为主，外侧切口，瘢痕正常。局部无窦道。皮温好。

化验室检查 血常规正常，血沉 12 mm/h，CRP 3 mg/L。

影像学检查 普通 X 光片（图 7.17）见左髋关节间隙狭窄，股骨头变形半脱位，髋臼外翻角增大，股骨转子下见 1 根断钉遗留，髓腔不规则，大转子上移。

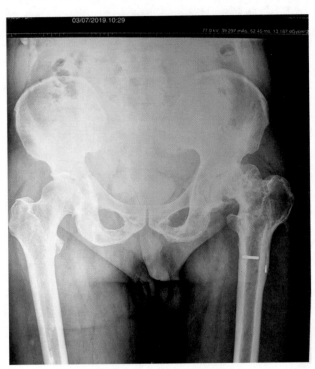

图 7.17　术前 X 光片

诊断 左髋创伤性股骨头坏死，股骨干上段有异物（内固定断钉）。

病理特征 患者男性，47 岁，有外伤手术史，诊断股骨头坏死成立。血沉和 CRP 正常，可以排除感染。病变周围粘连，近端髓腔内有断钉存在。

手术难点 本例患者手术难点在于两个方面：一是关节僵直和粘连，造成显露困难；二是股骨转子下髓腔变形，尤其是内固定遗留的螺钉和髓腔不规则变形硬化，导致扩髓困难。

手术过程

（1）采用后方入路，外侧切口部分利用。

（2）显露和保护坐骨神经。髋关节周围粘连广泛、严重，关节囊部分切除，去除股骨头。

（3）髋臼重建。选用生物型臼杯，用螺钉固定，内衬为陶瓷。

（4）股骨近端截骨（图 7.18，红色虚线为截骨线）。取出断钉，去除变形髓腔硬化部分。

　　(5)股骨重建。按股近端截骨重建技术完成股骨假体固定。用生物型锥度固定假体,恢复等长。选用陶瓷股骨头,形成陶瓷对陶瓷硬界面。

　　(6)术后片。术后 X 光片如图 7.19 所示。

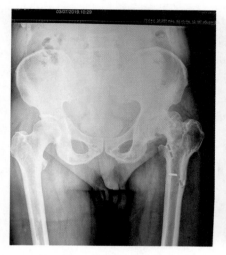
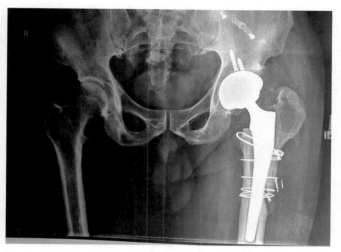

图 7.18　截骨线(红色虚线)　　　　　　　　图 7.19　术后 X 光片

　　术后处理　　术后除常规预防下肢深静脉血栓形成外,还要注意预防感染。扶拐下部分负重行走,6 周后逐渐弃拐行走。

151

小结与体会

　　股骨近端骨折后遗症需要人工髋关节置换治疗的患者,一方面可能存在不同形式的骨骼畸形,造成扩髓及假体初始适配和压配困难,也可造成骨折、假体穿出、偏心等;另一方面,大量瘢痕存在和组织间广泛粘连造成显露和松解困难。这些都是造成手术操作困难的主要原因,常常会导致手术时间长,创伤大,效果不理想,使用股骨近端截骨重建术能使手术简单化,减少创伤,手术效果更理想。

参 考 文 献

［1］　Iwase T, Hasegawa Y, Iwasada S, et al. Total hip arthroplasty after failed intertrochanteric valgus osteotomy for advanced osteoarthrosis[J]. Clin Orthop, 1999(364): 175-181.

［2］　Haidukewych G J, Berry D J. Hip arthroplasty for salvage of failed treatment of intertrochanteric hip fractures[J]. J Bone Joint Surg Am, 2003, 85(5): 899-904.

［3］　Levine B R, Della Valle C J, Hamming M, et al. Use of the extended trochanteric osteotomy in treating prosthetic hip infection [J]. The Journal of Arthroplasty, 2008, 24(1): 49-55.

［4］ Anglen J O，Weinstein J N. American board of orthopaedic burgery research committee. Nailor plate fixation of in-tertrochanteric hip fractures：changing pattern of practice. A review of the American Board of Orthopaedic Surgery Database［J］. J Bone Joint Surg Am，2008，90（4）：700-707.

［5］ Lakstein D，Kosashvili Y，Backstein D，et al. Trochanteric slide osteotomy on previously osteotomized greater trochanters[J]. Clinical Orthopaedics，2010，468(6)：1630-1634.

［6］ Wronka K S. Union rates and midterm results after extended trochanteric osteotomy in revision hip arthroplasty useful and safe technique[J]. Acta Orthopaedica Belgica，2017，83(1)：53-56.

第8章

化脓性髋关节炎后遗症的全髋关节置换

化脓性髋关节炎是儿童时期最常见的感染性关节炎,占全身关节感染的50%以上,据统计发展中国家其发病率约为1/20000,发达国家相对较少。由于髋关节位置深,周围肌肉丰富,儿童在检查时配合性差,导致该病容易误诊误治。误诊会延误早期治疗,不及时、不恰当的治疗等都可造成关节软骨、软骨下骨和关节邻近组织的破坏。对于继发于股骨上端或者髂骨骨髓炎的化脓性髋关节,关节破坏的后果则更为严重。

8.1　化脓性髋关节炎后遗症

化脓性髋关节炎的治疗结果是机体与疾病斗争的结果,与治疗时机和效果有关,若能在感染早期接受有效治疗,对髋关节功能的影响轻微,否则关节会被严重破坏。所以,髋关节化脓性感染根据治疗是否及时和有效,可出现的并发症有:关节僵直,骨性强直,股骨头破坏、变形甚至消失,髋臼变形,髋关节脱位等。股骨侧后遗畸形除了股骨头变形或者消失外,还会出现股骨近端骨骺破坏导致的股骨短缩、股骨髓腔细小甚至实变、股骨颈前倾角增大、颈干角增大及大转子延长等。

Kim等根据影像学表现将化脓性髋关节炎后遗骨关节病分为四型,分型标准如下:Ⅰ型为最严重类型,股骨头、颈完全吸收伴大转子高位,髋臼发育不良,股骨髓腔细小(图8.1);Ⅱ型影像学表现类似于Ⅰ型,但股骨髓腔相对正常(图8.2);Ⅲ型主要表现为髋关节面的破坏,髋臼与股骨的发育相对正常(图8.3);Ⅳ型为融合髋(图8.4)。事实上Kim分型有一定的局限性,并没有完全把化脓性髋关节炎病变全部包含在内,如图8.3所示,左侧病变此分型并没包含在内,还有股骨干骺端的硬化、髋部病变也没有包含在内。当然,再好的分型也很难包罗万象。

本书在此仅介绍我们所理解的患者主要类型:一是骨关节炎型,股骨头臼不同程度破坏,可轻可重(图8.3右侧);二是脱位型,髋臼侧和股骨侧破坏轻(图8.1～图8.3左侧);三是融合型(图8.4)。

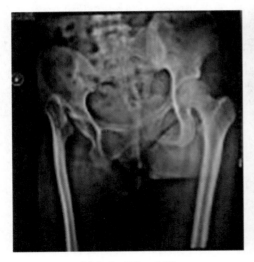

图 8.1　Kim Ⅰ 型

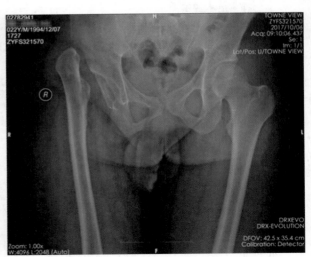

图 8.2　Kim Ⅱ 型

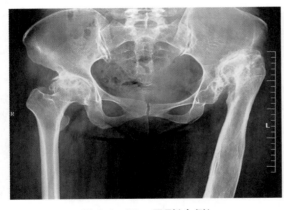

图 8.3　Kim Ⅲ 型(右侧)

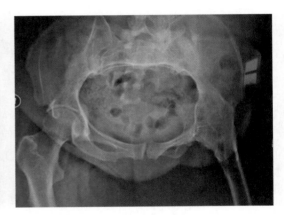

图 8.4　Kim Ⅳ 型

除上述骨性畸形外,关节周围软组织也有相应的改变,除软组织被炎症破坏引起的广泛粘连、挛缩外,主要表现还有髋关节周围肌肉破坏引起的动力不同程度的丧失等,部分患者也可能出现贴骨瘢痕(图8.5)。根据患者髋关节功能障碍和下肢短缩的程度不同,脊柱和同侧膝关节还会出现相应的继发性畸形,表现为脊柱的侧弯和膝关节外翻畸形等。这些对治疗方法的选择有不同程度的影响。

8.2　手术适应证和禁忌证

1. 适应证

髋关节感染的骨性强直、纤维性强直、髋关节脱位、髋关节骨性关节炎,关节疼痛、活动

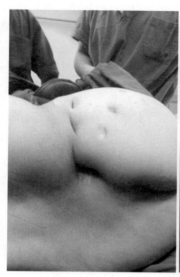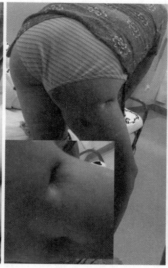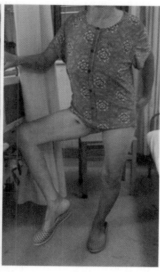

图 8.5　化脓性髋关节炎后遗症：贴骨瘢痕

受限，严重影响功能和生活。

　　手术时机：关于化脓性髋关节炎后遗骨关节病的手术时机，文献报道宜选择感染静止期达 10 年以上时行人工全髋关节置换术（THA）。其实即使在 10 年以上，也很难保证炎症不复发。减少复发概率要通过检查发现有无隐匿的病灶是关键。

2. 禁忌证

　　包括高龄体弱，心肺功能不全影响生命安全者；关节周围有活动性感染或骨髓炎等者；关节周围动力装置如臀中肌瘢痕化无动力者。个别患者同侧股骨包括膝关节也因感染出现短缩、膝关节僵直甚至有屈曲强直畸形的后遗症，动力装置瘢痕化，很难进行重建，同时这类患者会出现严重的下肢短缩。我们曾见到 1 例患者，髋关节脱位，髋关节内收畸形，同侧膝关节骨性强直，周围软组织特别是股四头肌等瘢痕化严重，下肢短缩约 10 cm，此患者髋关节周围肌肉功能尚好，将髋关节进行了置换，膝关节做了膝上截肢，患者佩戴义肢活动，改善了生活质量。

8.3　术　前　评　估

　　包括安全评估和手术操作评估，这里仅介绍后者。

1. 活动性炎症的评估

　　手术前炎症控制时间越长，术后感染复发等风险越低，但还是需要评估感染的风险，特别是近期出现疼痛或者疼痛明显加重的患者。评估方法：体检局部有无红、肿、热痛，有无窦道,特别是压痛是否非常明显;化验检查炎性指标:白细胞计数与分类、血沉和 CRP,注意贫血尤其是进行性加重的贫血往往也提示炎症的存在;影像学检查特别是局部磁共振检查非常重要,局部可见水肿或者脓液。B 超检查最近也可以应用,这与经验关系非常大。

2. 臀中肌功能的评估

因为这类患者髋关节周围的软组织可能因感染和反复的手术遭受破坏,其肌肉的解剖结构和功能被不同程度地破坏。严重影响髋关节置换术后的康复和满意度。因此术前需要对臀中肌等进行评估。评估方法前面章节已做介绍,这里不再赘述。

3. 髋关节活动度和髋内收的评估

髋关节的活动度与显露的难易程度有关,活动度越好,则越好显露,相对越方便手术操作,因此评估关节活动非常重要。不管是髋关节僵直、强直还是脱位,往往会出现屈曲内收畸形,部分患者还会出现不同程度的内旋畸形。股骨近端内侧皮肤出现湿疹、糜烂等严重影响患者的生活质量;如果已出现,则请皮肤科协助处理,待皮肤炎症稳定后手术,防止感染。

4. 同侧膝关节的功能评估

此项评估非常重要,尤其是对于髋关节严重高脱位者,这种感染性髋关节脱位不同于先天性髋关节高脱位,关节僵直非常明显,几乎没有活动度,膝关节继发性外翻畸形、髌骨轨迹异常非常多见,尤其是下肢短缩明显的患者。评估内容包括:膝关节的骨骼畸形和稳定膝关节的动力性肌肉组织与韧带等。也不能忘记下肢血供的评估,可进行下肢彩色超声检查,甚至可以应用血管造影来明确。

8.4 手 术 技 术

由于这类患者髋关节周围畸形复杂,特别是软组织的不确定性,使得关节畸形矫正与重建极具挑战性。

1. 显露

理论上任何切口都可以使用,但考虑到患者的病理改变特点,建议不要使用外侧切口,理由是外侧切口存在进一步破坏臀中肌功能的可能,也不利于周围软组织的松解。如果原先有手术史,在不影响病变处理的情况下,应尽量使用原切口。选择原则是术者熟悉为第一要素,第二能够处理病变组织,不增加意外损伤,更有利于患者的术后功能康复。各种入路的具体操作请参见相关专著。如果因为瘢痕挛缩造成显露困难,建议先行股骨近端截骨。截骨后即可在直视下进行瘢痕切除和软组织的松解,达到充分显露,这样既不伤害软组织,又可达到事半功倍的效果。

2. 畸形处理和假体的安装

（1）髋臼处理

显露满意后，进行髋臼骨床准备，置臼部位应在髋骨骨量最大部位。以生物型固定为主，部分患者存在骨质疏松症，影响骨长入，或者患者预期寿命不长，骨水泥型假体能够满足需要，可以使用骨水泥固定假体。对于髋臼位置的前倾和外翻角度，应该综合考虑髋部的畸形是否影响。在处理髋臼时，尽管在术前我们已经进行了感染的排查，还要注意有无残留的无效腔、死骨、肉芽组织等。术中如发现可疑病变，要及时结合术中冰冻处理，若发现高倍视野下多核白细胞超过 10 个，或者发现炎性存在证据，可停止置换手术，进行广泛清理后用骨水泥间隔器填塞旷置，二期再行关节置换处理，或者行功能位融合。当然如果炎症组织能被完全清除，也可以按计划进行手术。治疗方法的选择要和患者及其家属沟通，避免纠纷，这在术前谈话时也要考虑在内。

（2）截骨

处理髋臼后，切口向下适当延长，显露股骨上段约 6 cm，保护好股外侧肌等周围软组织，进行股骨近端截骨，根据股骨远端髓腔大小选择合适的假体，尽量减少扩髓、扩容，然后安装假体试模，试复位，检查下肢长度恢复与坐骨神经的关系、关节在各个方向上的稳定性，然后对大粗隆骨块髓内侧成形，与股骨近端假体肩部适配，完成重建。

考虑优先截骨的适应证是：偏心距小、关节僵直、股骨头颈部吸收造成显露困难。如果患者显露困难，应该先按术前规划进行截骨，截骨后就可以十分方便地进行关节的显露和软组织松解，方便进一步完成后续操作。

继发于儿童时期的髋关节发育不良或高位脱位进行全髋置换的挑战性不可低估，主要原因是长期存在的骨骼和软组织解剖结构异常。如前所述，对于软组织挛缩造成的血管神经位置异常，骨性结构包括髋臼的形态异常、大小异常、缺损，旋转中心的上移，肢体缩短，前倾角异常等，手术出现并发症的概率高。特别是这类患者年纪轻，大部分不到 50 岁，未来的道路漫长，需要最大限度地对畸形进行矫正。但这类患者因炎症的瘢痕导致软组织比较硬，弹性差，延伸性不好，类似皮革。所以对肢体延长这一患者迫切希望解决的问题，往往非常难实现，要和患者在术前说明。

（3）骨骼畸形处理

此类患者存在多种形式的骨骼畸形，包括旋转畸形、成角畸形和髓腔狭小实变等，应一期给予解决。肢体长短畸形中，大部分是短缩，个别病例可能存在骨性长度长于对侧。我们的病例中仅发现 1 例长于对侧。肢体延长进行短缩容易做到，肢体短缩进行延长则是难题（主要是软组织挛缩等原因）。手术时要充分考虑软组织畸形包括血管、神经在内的问题的协同解决。合理控制肢体延长、预防神经损伤。化脓性髋关节炎后遗症患者周围软组织瘢痕挛缩及粘连往往十分严重，导致神经移动度和延展性差，对普通患者来说安全的肢体延长长度，对感染后遗症的髋关节置换患者则可能出现神经损伤，行 THA 时可通过股骨截骨及选择合适型号的假体进行处置。

如在前面第 3 章介绍的，目前较为常用的截骨方法是股骨转子下短缩截骨，矫正股骨近端畸形的同时可以对下肢长度差异进行适当调整，但需考虑腰椎骨盆有无固定性畸形，文献报道其 10 年生存率为 83.6%，但亦存在截骨断端形态不匹配、术后截骨不愈合以及使用 S-ROM 等组配式假体后接口锥度磨损引起松动等一系列问题。最重要的是，转子下截骨延长肢体的功能有限，更容易增加骨不连的概率。

针对股骨近端畸形的解剖特点及以往截骨方式的不足，我们创新性地提出了股骨近端截骨重建技术，打破以往通过选择不同假体来适应不同髓腔形态的常规，采用独特的转子间长斜性截骨，通过对截骨块位置及股骨近端髓腔形态的成形处理，实现股骨假体的近端适配和远端压配，纠正畸形的同时可有效确保假体的长期稳定性。纠正偏心距过小是股骨近端截骨治疗化脓性髋关节炎后遗症的又一优点。不仅如此，在 THA 关节炎软组织处理方面，利用股骨近端重建技术，可以最大化地显露手术视野，进行直视下的广泛软组织松解，有效地避免血管神经损伤。针对假体复位困难这一难题，常规处理方法包括挛缩关节囊的完整切除以及关节周围肌肉的充分松解，但内收肌和外展肌紧张往往难以完全解决，而采用股骨近端截骨重建技术截骨后，不需要做额外的辅助切口，翻转大转子截骨块后即可以进行针对性的内收肌松解和瘢痕的切除，在直视下进行操作，防止病变造成的变异的血管神经及重要组织被误伤，大大提高了手术安全性。

 典型病例1　**化脓性髋关节后遗症，高位脱位，头颈部吸收（股骨近端截骨重建术矫正骨性畸形，方便软组织松解）**

患者男性，22 岁，右髋跛行 10 余年，疼痛不明显。行走疲劳感明显。在 10 岁时出现右侧髋关节化脓性感染，接受引流病灶清理手术治疗，感染被控制，股骨头颈部吸收导致肢体短缩跛行。

入院检查　跛行明显，右髋前方手术瘢痕愈合（图 8.6），未见窦道。关节活动存在，外展受限。下肢相对长度：髂前上棘到内踝尖长度相差 4 cm。望远镜试验见肢体上下活动不明显。

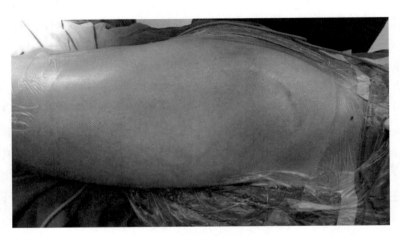

图 8.6　手术清理留下的瘢痕

化验室检查　血常规检查显示 WBC 计数和分类正常，血沉 8 mm/h，CRP 5 mg/L。

影像学检查 骨盆平片(图8.7)提示股骨头颈部吸收,大转子上移、内翻,髓腔改变主要是锥度改变。大转子偏心距明显减小,髋臼未见明显缺损。

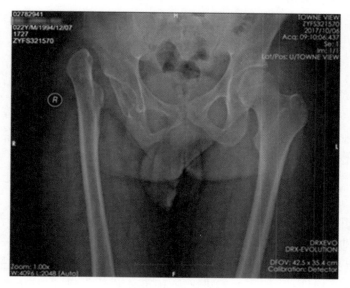

图8.7 术前片

下肢全长片见膝关节无明显外翻畸形,骨性长度包括股骨全长和胫骨全长几乎等长(图8.8)。CT检查见髋臼直径缩小(图8.9)。

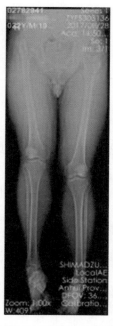

图8.8 下肢全长片示骨性长度基本等长

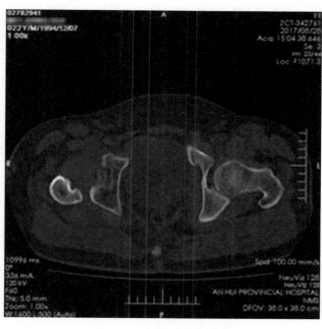

图8.9 CT片见髋臼缩小

| 诊断 | 右髋关节化脓性炎症后遗症,右髋关节脱位,Kim Ⅱ型。 |

病理特征　　大转子上移,是感染时头颈部被吸收导致髋关节脱位的特征,此种情况下,髋臼侧改变往往比较轻;化脓性感染往往有大量瘢痕形成,患者为学生,一直没有停止活动,所以关节仍存在一定的活动度,外展活动受限明显;大转子上移内翻,偏心距小;骨性长度没有明显差异,仅有力线异常需要纠正。

手术难点　　手术时机及是否合适人工关节置换,这涉及两个方面的问题:一方面,患者年轻,才 22 岁,主诉症状为跛行,无明显疼痛,是进行手术治疗还是等待? 如果接受手术治疗,是进行融合、截骨还是髋关节置换? 如果患者不接受手术治疗,会因为下肢相对长度的差异出现代偿性的骨盆倾斜、脊柱侧弯、膝关节外翻等一系列后果,影响患者生活质量,因此,我们认为有手术指征。在截骨、融合和关节置换的选择上,我们不能不考虑患者的社会性,他需要以一个正常的姿态面对社会,只有关节置换能给他这个可能。现在的人工关节特别是髋关节使用年限也因为手术技术的提高和成熟、人工关节材料耐磨性的提高而延长,可以满足患者长期使用的需求。另外,现代人劳动强度的下降也能延长关节假体的使用寿命。另一方面,是感染性髋关节病变的复发问题,文献和经验都表明感染控制时间越长,感染的复发性越低,这是共识。患者的感染已有 10 年多没有复发,况且患者年轻,抵抗力强,感染复发的概率低。髋关节僵直,尤其是患侧的大转子偏心距很小,造成手术显露和恢复肢体长度均衡较困难。大转子内翻会造成股骨假体植入困难,甚至可能导致假体穿出。选择原切口还是后方入路切口? 这个病例是我们的早期病例,当时前方入路的经验不足,我们考虑患者局部瘢痕较多,粘连严重,感染病变的肢体延长,需要显露保护坐骨神经,所以认为后方入路可能更安全,况且原来的切口亦不规范。

手术过程

(1) 后方入路。未采用原来引流的手术切口,原因是当时不熟悉前方入路切口的翻修技术。术中见原关节囊破坏被瘢痕替代,坐骨神经周围虽然无明显瘢痕,但活动度差,显露松解困难。利用截骨进行解决。

(2) 股骨近端截骨,截骨部位如图 8.10 所示,这样可在直视下对粘连瘢痕尤其是前方的瘢痕组织进行彻底松解,检查大转子能够恢复到髋臼旋转中心水平。

(3) 髋臼重建。髋臼内充满瘢痕组织,清除后见骨质较好,选用生物型臼杯,固定确实,选择陶瓷内衬,髋臼 46 mm。

(4) 股骨重建。按上述截骨重建方法完成股骨侧重建,股骨假体为 10 号 LCU 柄,下肢恢复等长。髋关节复位时见坐骨神经紧张,保持髋关节、膝关节屈曲状态,术后坐骨神经功能完好。

(5) 术后片。如图 8.11 所示。

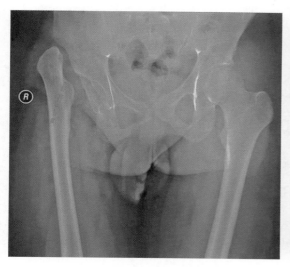

图 8.10　截骨部位(红色虚线)

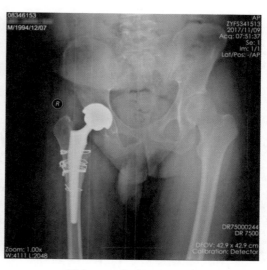

图 8.11　术后(3 天后)片

　术后处理　抗生素两联使用 1 周,口服 2 周。髋关节和膝关节屈曲,结合牵引按摩,3 天后下肢能伸直。3 天后双拐保护下部分负重行走。半年后摄片如图 8.12 所示,术后 1 年复查片如图 8.13 所示。截骨愈合良好,患者满意度很高,恢复了自信心。炎症未见复发,炎症指标正常。

161

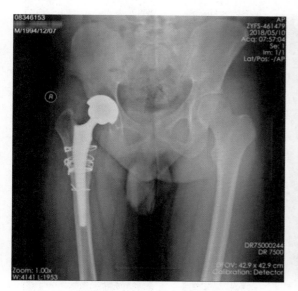

图 8.12　术后半年片

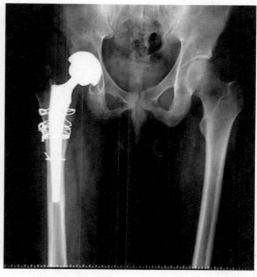

图 8.13　术后 1 年片,假体稳定,骨皮质增厚

典型病例2 **化脓性髋关节后遗症,骨关节炎,骨折遗留近端畸形,有活动性感染灶,分期手术**

患者女性,69岁,幼年时患化脓性髋关节炎,流脓多年,接近20岁才停止流脓。40年前有过一次股骨上段骨折,保守治疗后骨折畸形愈合。患者一直跛行。近3个月出现疼痛,并且夜痛明显。

入院检查 跛行明显,窦道瘢痕在髂前上棘外下方,未见流脓或者渗出,局部皮温高,压痛存在,肿胀不明显,髋关节没活动度,僵直,短缩。臀中肌功能检查显示肌力预期可以满足患者需要。

化验室检查 血常规检查显示血红蛋白正常,WBC计数偏高和分类正常,血沉25 mm/h,CRP 12 mg/L。

影像学检查 B型超声检查,见髂窝部位有液性暗区,组织间隙不清晰。

普通X线检查见左髋头臼融合,Kim Ⅳ型,密度不均,臼囊性变底部有骨质密度减低区,未见明显的死骨。股骨干转子下向内成角畸形,外翻角度40°左右(图8.14)。下肢全长片见下肢骨性长度差别不大(图8.15)。

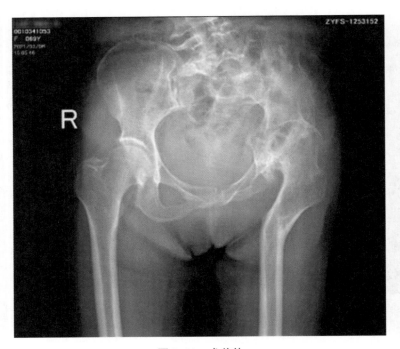

图8.14 术前片

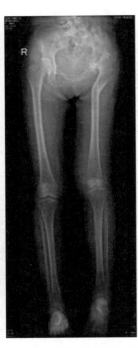

图8.15 下肢全长片见骨性
长度差别不大

CT检查见髋关节头臼交界处有囊性变,闭孔内肌移位,干骺端有囊性变(图8.16)。重建片见髂骨部局部骨质不均匀(图8.17)。

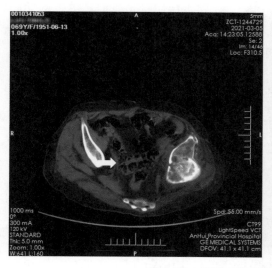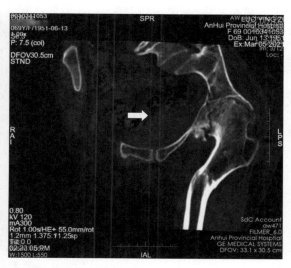

图 8.16　CT 片（箭头部位示骨质破坏，软组织肿胀）

　　磁共振检查显示髋关节周围水肿，股骨上段软组织水肿，闭孔内肌肿胀移位，与内板之间有液体信号（图 8.18）。

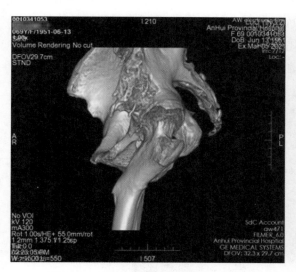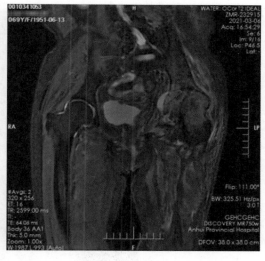

163

图 8.17　3D 影像学见髂骨密度不均匀　　　　**图 8.18　磁共振显示髋骨关节及周围水肿**

　　诊断　　左髋化脓性炎症后遗症，Kim Ⅳ型，炎症复发；股骨上段骨折畸形愈合。

　　病理特征　　髋关节融合非功能位；感染造成的骨骼畸形和外伤性骨折造成的畸形愈合严重影响患者的生活质量，不纠正畸形对患者影响极大；患者髋关节周围化脓性感染，髋关节炎后遗症病史多年，跛行，近 3 个月出现疼痛并有夜痛。

　　化验室指标和 B 超、CT、MRI 均提示炎症复发，并有脓液形成。

　　手术目的　　我们的目标是什么？是单纯地控制感染，还是不但要控制感染，还要恢复患者的功能需求，提高患者的生活质量？本例之所以讨论手术目的，是因为患者 69 岁，在过去实属高龄，对生活的追求不高，但现在时代不同了，提高生活质量是我们和患者的共同目标。目标是不言而喻的，此患者治疗的难点在于炎症急性发作，关节置换显然是禁忌。如果做病灶清除、关节融合，后期显然会造成下肢更加短缩，跛行更为严重，必然会出现继发性的脊柱和膝关节退变更加明显。因此要保留关节置换的机会。与患者本人及其家属沟通后，我们决定先行病灶清除，然后二期行关节置换。

手术难点　本例患者手术难点在于三个方面：一是显露，既要能方便一期病灶的清除，又能给二期手术提供足够的空间；二是臀中肌的保护和平衡；三是股骨近端畸形和髋臼缺损的重建。

手术过程

（1）手术入路。选择侧卧位前方入路。患者虽然没有手术史，原来的窦口瘢痕在前方，况且髂骨骨质破坏和脓液在闭孔内肌四边体之间，前方入路有利于病灶的清除。

（2）第一次病灶清除、Spacer 植入。手术在全麻下经 Smith-Petersen 入路进行。手术时发现阔筋膜张肌附着部水肿，髂骨及股骨头骨质疏松明显，没有明显液体或者脓液，水肿明显。股骨头骨质松脆，刮出后自臼底流出脓液，量约 20 mL，后经培养为金黄色葡萄球菌，对大部分抗生素均敏感。彻底清理、清创后填入骨水泥（图 8.19）。脓液细菌培养未出结果之前，应用双联抗生素 1 周，幸运的是，所用抗生素都在脓液培养显示的细菌的敏感抗生素之列。静脉应用抗生素 3 周，后改为口服敏感抗生素 1 个月。术后引流很少，2 天后拔出。血沉和 CRP 在 1 个月后复查，基本正常。

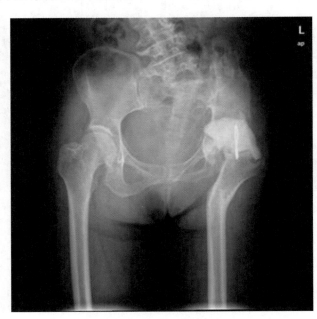

图 8.19　第一次手术后

（3）1 年后进行二次关节置换手术，股骨近端畸形采用股骨近端截骨重建术处理纠正，并做了扩容处理。术中间隔器周围的液体量少，培养后未见细菌生长。

（4）术后片。如图 8.20 所示。

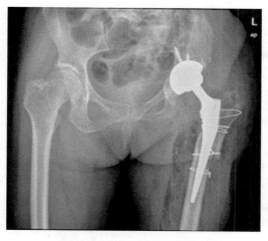

图 8.20　第二次手术后摄片

<u>术后处理</u>　术后使用抗生素 2 周。口服利福平,每日 3 次,每次 0.15 g;左氧氟沙星 0.5 g,每日 1 次;两者联合使用 6 周。术后 1 年、2 年随访,未见炎症复发。关节稳定。

典型病例3　**髋关节非功能位融合,股骨近端实变,肢体延长,皮肤有不规则瘢痕**

患者女性,48 岁,双髋关节、膝、踝关节疼痛 30 年,活动受限伴疼痛加重 6 个月;30 年前接受过左髋化脓性关节炎引流术和二次髋关节融合术。23 年来未见炎症复发或者局部疼痛等。

<u>入院体检</u>　左髋跛行,屈曲内收。手术瘢痕不规则,如图 8.21 所示。皮肤色素沉着。臀中肌有收缩功能。脊柱僵,侧弯。下肢长度测量显示长于对侧。

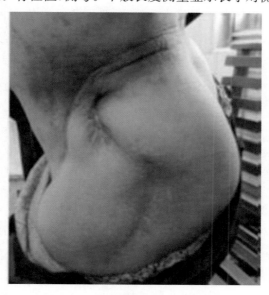

图 8.21　原手术遗留的不规则瘢痕

| 化验室检查 | 血常规正常,血沉 13 mm/h,CRP 7 mg/L。 |

影像学检查　　图 8.22 和图 8.23 分别为术前骨盆后前位片和下肢全长片,示左髋关节骨性融合,髋内翻畸形;股骨几乎全长增粗,骨质硬化,股骨上段实变,未见无效腔和死骨。右髋关节间隙狭窄,骨赘形成。下肢骨性长度患侧大于对侧。

诊断　　左髋化脓性关节炎后遗症,髋关节非功能位融合,髋内翻;右侧髋骨关节炎。

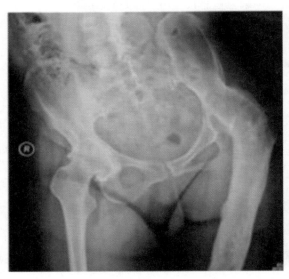 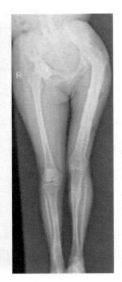

图 8.22　术前盆骨后前位片　　　　图8.23　下肢全长片

病理特征　　化脓性髋关节炎后遗症,左髋非功能位融合,髋内翻,对患者生活质量的影响十分明显,骨性融合基本在原髋关节部位,股骨上段实变。下肢骨性长度不平衡,患侧骨性长度延长。原切口的瘢痕不规则,关节周围软组织粘连广泛,但在体检时发现臀中肌功能较好。预计改善负重后有利于功能恢复。

手术难点　　本例患者手术难点在于三个方面:一是手术入路的选择,原来的瘢痕不规则,且需兼顾原来手术瘢痕切口的切除,瘢痕的切除就是松解过程,最好选择前方入路;二是股骨上段内翻畸形,同时实变造成扩髓困难;三是肢体长短平衡,需要短缩;四是臀中肌的保护。这些问题通过前路股骨近端截骨重建术即可迎刃而解。

手术过程　　手术在全麻下进行,图 8.24 为术中计划截骨位置。

(1) 侧卧位入路。先将皮肤瘢痕切除。术中证实术前判断——瘢痕较多。先将阔筋膜张肌自附着的髂骨外板锐性游离,游离阔筋膜张肌自前方抵达关节前方,阔筋膜张肌得以放松和保护,在保护臀中肌不受影响下,游离髋关节外上方间隙,内侧游离髂腰肌,直视下锯断股骨颈基底部,两次截骨,去除股骨头颈的关节外部分。

(2) 股骨近端截骨。向下游离,先将股外侧肌的内侧四分之三自起点掀开并拉向内侧,

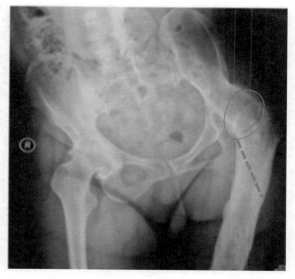

图 8.24　计划截骨位置(红色虚线)与切除部分(实线内)

显露股骨上段长约6 cm,按图8.24 中的虚线进行肌骨近端截骨,截骨后远端上移,软组织相对松弛,此时再显露融合的髋关节部分,参照髂前下棘进行股骨颈截骨,继续在直视下松解髋关节周围瘢痕组织。

(3) 髋臼重建。选择生物型固定,达到初始稳定,磨臼时未见感染组织。

(4) 股骨重建。按股骨近端截骨重建方法完成股骨侧重建。髓腔几乎消失,利用钻头和摆锯进行扩容,复位测量髂前上棘与内踝距离,截取延长部分,股骨短缩2 cm 后肢体基本等长。术中部分图片如图8.25 所示。

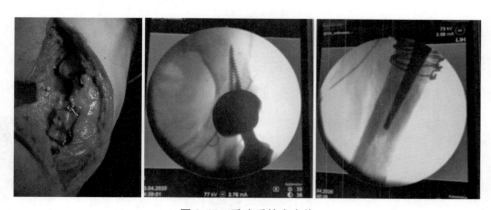

图 8.25　重建后的术中片

(5) 术后片。如图8.26 所示。

术后处理　重点内容:一是防止炎症复发,二是恢复臀中肌功能。前者我们联合应用广谱抗生素2周,后改为口服利福平,每日3次,每次0.15 g;0.5 g 规格的左氧氟沙星,每日1粒。两者联合使用1个月。复查血沉和CRP 等炎性指标正常。

167

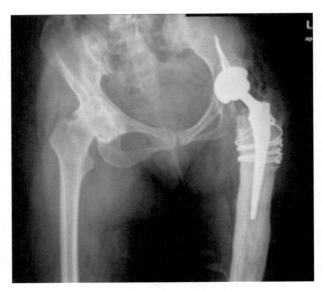

图 8.26　术后片

 典型病例4　**化脓性髋关节炎后遗症,髋关节僵直**

　　患者女性,45 岁,幼年患右侧化脓性髋关节炎,治疗效果不好,遗留右髋跛行,行走疼痛。近期疼痛明显,有时难以忍受。

　　入院检查　跛行,局部皮肤有窦道瘢痕(图 8.27),切口局部组织软。髋关节活动受限,外展及旋转受限明显。臀中肌检查显示功能好。下肢相对长度右侧比左侧短 3 cm。

　　化验室检查　血常规正常,血沉 12 mm/h,CRP 4 mg/L。

　　影像学检查　术前 X 光片(图 8.28)显示右侧髋关节内收,股骨头部分吸收,与髂骨形成假关节,大转子上移,内翻,偏心距小;股骨近端有实变,髋臼浅,外翻角大,Kim Ⅲ 型。

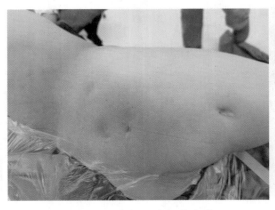

图 8.27　臀部皮肤窦道瘢痕

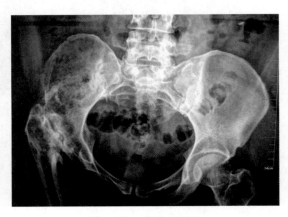

图 8.28　术前 X 光片

病理特征　一是患者化脓性髋关节炎后遗症,后方皮肤有愈合的窦道瘢痕,瘢痕粘连严重,内部软组织粘连明显,影响显露;二是股骨骨性畸形明显,大转子内翻,髓腔变形,实变;三是髋臼浅畸形(可惜未做 CT 三维重建),骨量不足;四是内收肌紧张。

手术难点　本例患者手术难点在于三个方面:一是髋关节显露时必然遇见大量的瘢痕组织。同时内收肌和髂腰肌挛缩,髋关节活动僵,尤其是大转子偏心距小,故手术显露一定非常困难。二是股骨近端畸形使假体适配和压配的实现较为棘手。三是大转子上移,臀中肌张力调整也是一个难题。

手术过程

(1) 选择后方入路,原因是本例患者的瘢痕在后方,坐骨神经需要显露,后方存在的纤维粘连条索只有后方入路才能很好地松解。显露过程中见瘢痕正如术前判断,髋关节周围粘连重,坐骨神经和大转子距离很近,尤其是下方连接窦口的纤维性条索和坐骨神经紧密接触。在小心保护下切除瘢痕及粘连条索。

(2) 股骨近端截骨。由于髋关节僵直,显露操作十分困难,先行股骨近端截骨,截骨部位如图 8.29 所示。截骨后显露、松解立刻变得简单,继续松解髋关节周围瘢痕及粘连的关节囊,尤其是前方关节囊可以在直视下松解切除,切除的挛缩瘢痕似皮革样,髂腰肌在完成前方松解的防火墙作用后从小转子附着部予以松解,上方关节囊及瘢痕也被依次松解。

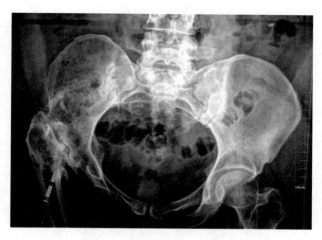

图 8.29　截骨部位(红色虚线)

(3) 髋臼重建。在显露和松解完成后,髋臼显露得十分清楚,内部充满瘢痕组织,硬化明显,未见脓液和脆性肉芽组织,组织送检也没见炎症。选用生物型臼杯,直径 48 mm,聚乙烯内衬。

(4) 股骨侧重建。按股骨近端截骨重建术要求完成股骨假体复合体重建,肢体长度、臀中肌张力恢复满意。

(5) 术后片。如图 8.30 所示。

术后处理　除常规预防深静脉血栓形成外,联合应用抗生素 1 周,防止感染复发,1

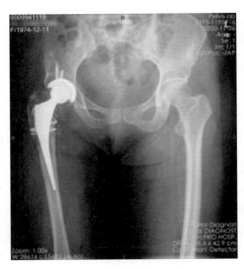

图 8.30　术后片

周后继续口服利福平,每日 3 次,每次 0.15 g;左氧氟沙星片 0.5 g,每日 1 次;维持 2 周。在双拐保护下部分负重行走,截骨愈合后逐渐弃拐。臀中肌功能训练在康复医师指导下进行。

典型病例5　**化脓髋关节炎后遗症,髋关节高位脱位**

患者女性,62 岁。左髋关节疼痛 10 年余。幼年时有左髋化脓性关节炎病史,流脓病史 1 年余。无手术治疗史。

入院检查　患者跛行,左髋前方有窦道愈合瘢痕(图 8.31)。髋关节活动度差,外展受限明显。在臀部可以触及到股骨"头"。下肢相对长度相差 4 cm。

化验室检查　血常规正常,血沉 15 mm/h,CRP 10 mg/L。

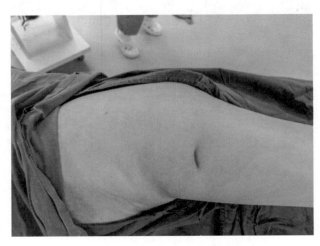

图 8.31　髋关节前方窦道瘢痕

影像学检查　　如图 8.32 所示,术前骨盆平片和下肢全长片示左髋脱位,Kim Ⅱ型,股骨头颈部消失,大转子尖部达坐骨大孔上方,大转子内翻,偏心距小,髓腔锥度消失,髋臼浅平。脊柱平片显示侧弯(图 8.33)。

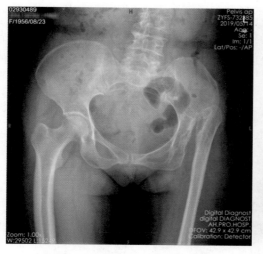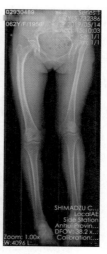

图 8.32　术前骨盆平片(Kim Ⅱ型)和下肢全长片

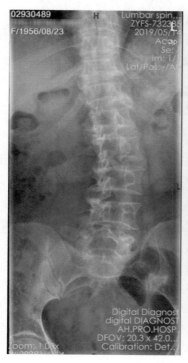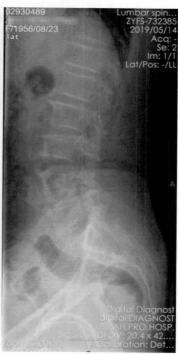

图 8.33　脊柱平片

诊断　　左侧化脓性髋关节炎后遗症(Kim Ⅱ型),右髋骨性关节炎,腰椎代偿性侧弯。

病理特征 化脓性髋关节炎后遗症,虽然没有手术史,但局部瘢痕较严重,这在体检时也已证明。虽为高位脱位,但活动度差。同时股骨近端畸形,偏心距小,髓腔锥度消失,髋臼侧骨量已不足。

手术难点 本例患者手术难点在于三个方面:一是显露困难,瘢痕较多,同时偏心距小也是显露困难的原因;二是选择前方入路还是后方入路? 前方有瘢痕和高位脱位,前方入路更容易松解,对组织的保护更好;三是股骨近端畸形不纠正,影响假体植入。

手术过程

(1) 前方入路。如图 8.34 所示,先将阔筋膜张肌从髂嵴上松解下来。这样既方便降低肌肉张力,防止损伤,同时挛缩也得以松解。术中未见感染炎性组织,病理检查亦证实无感染灶。

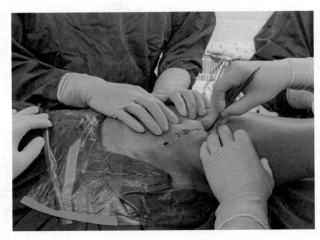

图 8.34 前方入路

(2) 股骨近端截骨。截骨部位见图 8.35,截骨后增加显露,进一步松解挛缩的关节囊和外旋肌群(保持在大转子内侧松解),包括大转子骨块上的臀大肌附着的紧张条索。

(3) 髋臼重建。臼浅,内部充满瘢痕组织,清理后见髋臼骨量较少,符合化脓性髋关节炎后遗症髋关节脱位的病变特征。选用生物型固定髋臼,用螺钉固定,采用陶瓷内衬。

(4) 股骨假体复合体重建。按股骨近端截骨重建方法完成。

(5) 复位关节。见关节稳定和肢体等长恢复。

(6) 术后片,如图 8.36 所示。

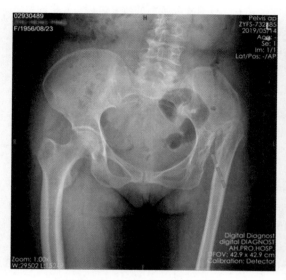

图8.35 截骨部位(红色虚线)

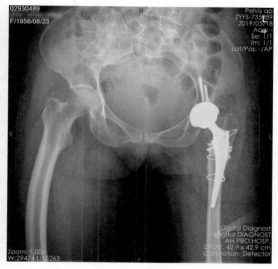

图8.36 术后片

术后处理 除常规处理外,静脉应用抗生素2周防止感染复发。口服利福平,每日3次,每次0.15 g;左氧氟沙星片0.5 g,每日1次;连服4周。

小结与体会

对化脓性髋关节炎后遗症患者进行全髋关节置换手术对术者的挑战有两方面:一是显露和软组织松解;二是骨性畸形的矫正和髋关节初始稳定的实现。股骨近端截骨重建术的实施,能解决这两方面的难题,使手术简单化,大大节约手术时间,减少创伤和出血,效果更令人满意。

参 考 文 献

[1] Nunn T R, Cheung W Y, Rollinson P D. A prospective study of pyogenic sepsis of the hip in childhood[J]. J Bone Joint Surg (Br), 2007, 89(1): 100-106.

[2] Wang C L, Wang S M, Yang Y J, et al. Septic arthritis in children: relationship of causative pathogens, complications, and outcome[J]. J Microbiol Immunol Infect, 2003, 36(1): 41-46.

[3] Bracken J, Tran T, Ditchfield M. Developmental dysplasia of the hip: controversies and current concepts[J]. J Paediatr Child Health, 2012, 48(11): 963-973.

[4] Lavy C B. Septic arthritis in Western and sub-Saharan African children-a review[J]. Int Orthop, 2007, 31(2): 137-144.

[5] Wilson N I, Di Paola M. Acute septic arthritis in infancy and childhood. 10 years' experience[J]. J Bone Joint Surg (Br), 1986, 68(4): 584-587.

［6］ 覃勇志,周宗科.人工全髋关节置换术治疗化脓性髋关节炎后遗骨关节病的研究进展［J］.中国修复重建外科杂志,2020,34(1):139-144.

［7］ Kim Y H, Oh S H, Kim J S. Total hip arthroplasty in adult patients who had childhood infection of the hip［J］. J Bone Joint Surg (Am), 2003, 85(2): 198-204.

［8］ 张根生,刘瑞宇,王坤正,等.人工全髋关节置换术治疗髋关节感染后遗关节畸形的疗效研究［J］.中国修复重建外科杂志,2018,32(12):1495-1499.

［9］ Luo Y, Yang Z, Yeersheng R, et al. Clinical outcomes and quality of life after total hip arthroplasty in adult patients with a history of infection of the hip in childhood: a mid-term follow-up study［J］. J Orthop Surg Res, 2019, 14(1): 38.

［10］ Park C W, Lim S J, Cha Y T, et al. Total hip arthroplasty with subtrochanteric shortening osteotomy in patients with high hip dislocation secondary to childhood septic arthritis: a matched comparative study with Crowe Ⅳ developmental dysplasia［J］. J Arthroplasty, 2020, 35: 204-211.

［11］ Togrul E, Özkan C, Kalac A, et al. A new technique of subtrochanteric shortening in total hip replacement for Crowe type 3 to 4 dysplasia of the hip［J］. J Arthroplasty, 2010, 25(3): 465-470.

［12］ Chen M, Luo Z L, Zhu C, et al. A reliable femoral osteotomy in total hip arthroplasty for hartofilakidis type C developmental dysplasia of the hip: proximal femoral reconstruction［J］. J Arthroplasty, 2019, 34(6): 1162-1167.

第9章

髋关节结核后遗症全髋关节置换术中的应用

髋关节结核是最常见的四肢骨关节结核,发病率占全身骨关节结核的10%～15%,仅次于脊椎结核,位居第2位。以前,结核病在我国非常多见,致残率也很高。随着人民健康卫生事业的发展,晚期结核需要关节置换的患者已经非常少见,我们工作中遇见的此类患者多是高龄的老年患者。但近年来,发展中国家的髋关节结核发病率有呈逐年上升的现象,我们仍需要积极应对。

髋关节结核对机体的影响与病变程度和范围有相关性,病理上髋关节结核分为单纯滑膜结核、骨结核、早期髋关节结核和晚期髋关节结核。Babhulkar 和 Pande 根据临床及放射学表现,将髋关节结核分为四期,其中Ⅲ期和Ⅳ期为晚期髋关节结核。关节结核的预后与治疗的早晚关系密切,早期诊断、早期治疗是关键。由于髋关节肌肉丰富,发病年龄在儿童时期,导致误诊、误治的机会相对较多。晚期髋关节面出现关节面破坏,周围骨质破坏,关节间隙变窄甚至消失,导致髋关节僵硬、强直;儿童时期的骨骺关系到孩子的生长发育,如果股骨近端骨骺,骨骺板出现一定程度的破坏,根据破坏程度不同,可致使下肢严重短缩、成角,股骨头颈部破坏消失,继发脱位,因此致残率较高。除了下肢短缩改变,髋关节可以出现屈曲、内收畸形。结核病患者的周围软组织由于可能存在流注脓肿,也会出现破坏和粘连。如果脓肿破溃,可能会出现混合型感染。部分患者在患病时可能接受过 Smith-Petersen 入路的病灶清除或融合术。周围流注部位也会出现窦道瘢痕。

175

9.1　髋关节置换的手术指征

1. 手术指征

髋关节疼痛,非功能位融合,活动受限,严重畸形造成继发下肢(膝外翻)和脊柱(侧弯旋转)畸形,畸形严重影响生活质量者。对于髋关节功能位融合的患者,治疗措施应该与时俱进,髋关节融合患者活动受限明显,生活质量下降,也容易出现脊柱和膝关节的加速退变。因此,只要臀中肌功能良好,就可以接受关节置换治疗。

2. 手术时机及禁忌证

无混合感染的患者,结核治愈2年未见复发,就可以进行手术。禁忌证是心肺功能衰竭,不能耐受手术;局部感染未控制者,也列为相对禁忌,这类患者可以先进行病灶清理,临时 Spacer 旷置,二期进行关节置换。

9.2 术 前 评 估

术前评估的内容包括结核的活动性、下肢长度、畸形的情况(包括软组织情况)等。

1. 结核的活动性评估

若缺乏特异性指标,可从血常规、血沉、CRP 检查间接反映结核是否活动,进行性血红蛋白指标下降也可作为结核活动的指标。肺部和脊柱的结核筛查也非常重要。肺部 CT 和脊柱的影像学检查目前非常方便。如果各项指标提示结核复发,应在抗结核治疗后再行手术。

2. 下肢长度评估

对于股骨上段破坏造成的下肢短缩,由于同时存在髋关节的屈曲内收畸形,测量下肢长度时不能按照通常的测量髂前上棘到内踝尖的方法,也不能采取脚下垫木块的方法,建议采用下肢全长片,分别测量股骨、股骨头颈和胫骨长度进行评估。

3. 畸形评估

常规的 X 光片能反映畸形的部位和程度,CT 扫描加三维重建能进一步明确畸形的程度和细节。三维重建的模型更可具体明确畸形的部位和形式,对术前规划手术方式很有帮助,甚至可以模拟截骨重建。

9.3 手 术 方 法

1. 显露

所有切口都可以选择,如果患者原先接受过 Smith-Petersen 入路结核病灶清除术或融合术,建议选择原入路切口,以方便切除瘢痕。如果髋关节高位脱位,前方入路可以将阔筋膜张肌从起点松解,有利于下肢长度的等长平衡和加速膝外翻的恢复。如果术者不熟悉前路,当然也可以选择后方入路。使用后方入路时注意对坐骨神经的显露和保护,同时术中应检查有无结核病灶存在。我们的常规做法是向髋臼骨床和股骨髓腔内喷注异烟肼各 0.3 g,预防结核复发,当然这需要进一步实践的支持。

2. 松解

显露的同时也是松解的过程,如果患者关节僵直明显,或者是在非功能位融合,显露困难,我们的做法是先行股骨近端截骨,这样,所有的松解皆可在直视下完成。有两个情况需要说明:一个是臀中肌的挛缩,类似于化脓性髋关节感染后遗症;另一个是髋内收畸形伴随的内收肌挛缩,如果有髋关节脱位,内收肌挛缩更为明显。前者松解时不能失去臀中肌的张力和神经支配,必要时可以牺牲髋臼旋转中心的解剖学重建,也就是将髋臼中心稍稍上移,一般在 1 cm 左右,这样就可以有效避免臀中肌因撕裂造成的无力。内收肌的松解如果使用传统方法,将会在股内侧增加一个切口,易增加污染和感染的可能性。我们的方法已在高位先天性髋关节脱位中说明,也就是内收肌的附着点松解(内松解)。

3. 截骨与重建

按前面章节的股骨近端截骨方法完成截骨,进一步松解软组织,远端扩髓,选择合适型号的假体,近端依次完成重建。

4. 术后处理

常规进行 ERAS 技术处理。如原来无混合感染病史,除常规预防感染外,应用预防结核复发的药物 1 个月,注意相关药物副作用的发生和预防。如原来有混合性感染,则预防性抗生素的使用延长 1 周。术后通过局部软组织情况的检查和血沉、CRP 的检查,防止感染和结核的复发。如果髋关节因下肢延长不能伸直,给予皮牵引,一般 1 周左右髋关节就能伸直。如髋关节能够伸直,即可以在双拐辅助下下床活动。

 典型病例1 **髋关节结核后遗症,髋关节脱位,纤维粘连,大转子上移**

患者男性,68 岁,左髋关节疼痛跛行加重 3 年余。患者 60 年前左髋关节结核病灶清除,术后病变得到控制,髋关节功能受限,跛行,疼痛轻微。3 年前出现左髋疼痛频繁并逐渐加重,同时出现腰腿疼痛,难以外出。

> **入院检查** 患者一般状况好,跛行,髋关节僵直,臀中肌力量好。左髋前方、后方有两个手术瘢痕,无窦道(图 9.1)。下肢相对长度自髂前上棘到内踝尖距离相差 3 cm。脊柱检查僵直,侧弯轻。

> **化验室检查** 血常规正常,血沉 13 mm/h,CRP 5 mg/L。

> **影像学检查** 骨盆后前位 X 线检查见左侧髋关节半脱位,假关节形成,髋臼浅,股骨头变形吸收,股骨颈吸收短缩,大转子上移已达坐骨大孔上缘并且有外翻(图 9.2)。偏心距明显小。下肢全长片见下肢骨性长度相差 3 cm(图 9.3)。

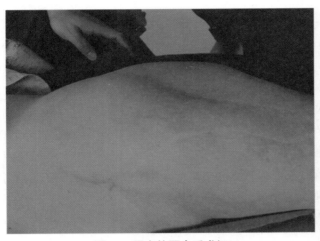

图 9.1　原来的两个手术切口

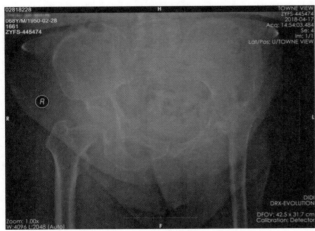

图 9.2　术前骨盆后前位片

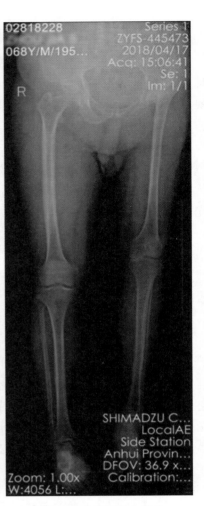

图 9.3　术前下肢全长片

诊断　左侧髋关节结核后遗症,髋关节半脱位假关节型,纤维性粘连,髋内翻。

病理特征　结核引起左髋关节的头颈和髋臼破坏,半脱位,造成假关节形成;髋关节粘连,活动度差,僵直髋;髋内翻畸形。同时,髋关节假关节活动度差,外旋肌群及髂筋束也有不同程度的挛缩。

手术难点　本例患者手术难点在于四个方面:一是结核后遗症,广泛粘连瘢痕,尤其是髋关节大转子的偏心距小,造成显露和松解困难;二是大转子的外翻,股骨颈吸收,髋内翻,造成假体植入位置异常,可能出现假体穿出;三是原来的手术切口是否可以利用;四是肢体长度的平衡,主要在于松解。

手术过程

(1) 前方入路手术。将原来切口皮肤瘢痕切除,先利用前文介绍的向心性游离的方法找出 Hueter 间隙,见阔筋膜张肌紧张度高,易造成术中撕裂,先将其在髂骨附着部位锐性游离,降低张力,防止因张力过大造成肌肉组织的损伤,在其下方游离髋关节前方,保持在股直肌外侧操作,防止副损伤。由于间隙狭窄,瘢痕粘连较重,股骨近端难以活动,故先行股骨近端截骨。

（2）股骨近端截骨。先行截骨扩大操作空间,便于松解。自股外侧肌起点将内侧四分之三也就是股骨近端前内侧大部分游离,显露股骨近端约 5 cm。小心保护周围组织,完成股骨近端截骨,截骨线如图 9.4 所示。截骨后可见操作空间突然增加,在直视下完成软组织松解和瘢痕切除、臀中肌松解。保持在大转子内侧面。未见结核干酪样炎性组织。

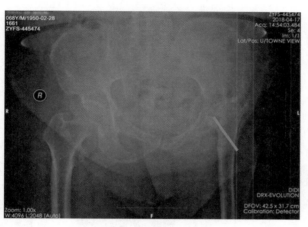

图 9.4　截骨线(红线)

（3）髋臼重建。髋臼内未见结核病灶,选用生物型固定髋臼,陶瓷内衬。

（4）股骨重建。按股骨近端截骨重建方法完成股骨假体复合体重建和安装,检查见关节稳定。

（5）术后片。如图 9.5 所示。

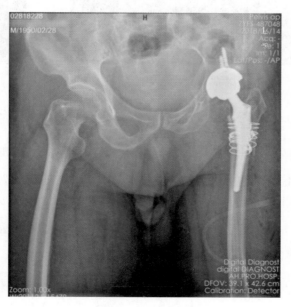

图 9.5　术后 X 光片

术后处理 术后除常规预防深静脉血栓形成和感染外,抗结核用药 6 个月。注意不能忘记对相关药物副作用的观察。进行臀中肌功能训练,缩短臀中肌步态时间。

典型病例2 股骨头内陷

患者男性,52 岁,3 岁时左髋关节结核,药物治疗。左髋一直跛行和疼痛。近年来加重。

入院检查 跛行,髋关节局部无窦道,髋关节活动度几乎消失。臀中肌肌力好。脊柱腰部侧凸,无成角畸形,叩痛不明显。

化验室检查 血常规正常,血沉和 CRP 均正常。

影像学检查 术前 X 线检查见左髋股骨头内陷,不完整,髋臼内陷,髋臼顶部缺损明显,硬化边明显。股骨近端上移,外形基本正常,骨盆倾斜(图9.6)。下肢全长片示骨性长度基本相等(图 9.7)。肺部检查未见结核活动病灶。

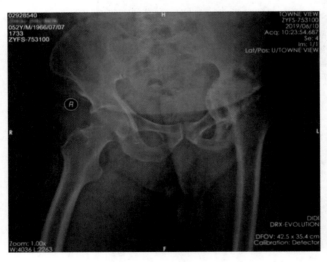
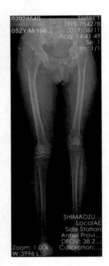

图 9.6 术前 X 光片　　　图 9.7 下肢全长片

诊断 左髋结核后遗症,髋关节骨性关节炎,僵直髋,髋臼内陷。

病理特征 髋臼骨缺损,以上方为主,同时髋臼内陷,关节间隙狭窄,致使关节活动度几乎消失,同时,结核造成的髋关节间隙缩小和周围瘢痕也是髋关节僵直的原因。大转子上移的原因除髋臼顶部缺损髋关节上移外,头颈的短缩也是因素之一。

手术难点 本例患者手术难点在于三个方面:一是显露;二是旋转中心的重建即下肢等长的恢复;三是髋臼的重建。这些难点的解决主要取决于显露。

手术过程

(1)侧卧位前方入路。选此入路的原因:一是髋臼内陷,大转子上移,髋关节间隙几乎没有,后方入路困难,主要是截骨和软组织松解困难。股骨颈吸收内陷,股骨颈截骨没有间隙,也容易误伤,前方入路显露优于后方入路。二是阔筋膜张肌的松解即能增加显露,方便松解和瘢痕切除,关键是更能有利于软组织(图9.8)。

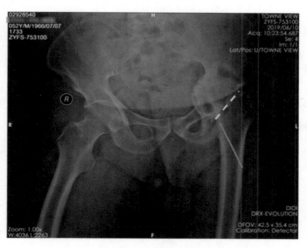

图9.8　第一截骨线(黄色虚线)与第二截骨线(红线)

(2)截骨。按如图9.8所示部位完成第一次截骨,然后完成部分松解,而后将股外侧肌内侧四分之三从股骨近端按前文所述的方法从内上向外下进行股骨近端截骨。截骨后可以完成软组织松解,整个松解过程均在直视下进行,安全性高。

(3)髋臼重建。髋臼内陷,但术中见髋臼环完整,骨质好,锉磨后植入54 mm的生物型臼杯,可以实现初始稳定。

(4)股骨侧重建。按照股骨近端截骨重建的方法完成股骨假体复合体重建。

(5)术后片。如图9.9所示,旋转中心稍上移,股骨假体位置良好。

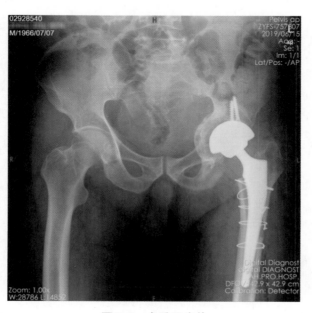

图9.9　术后X光片

181

术后处理　常规预防深静脉血栓和感染。术后病理检查未见结核病灶,未行抗结核处理。

小结与体会

髋关节结核后遗症患者进行髋关节置换治疗,对于术者的挑战,首先主要是显露和软组织松解,这与化脓性髋关节炎后遗症类似;其次是骨骼畸形的处理,包括恢复肢体等长平衡。只要适时选择股骨近端截骨重建术,就能使手术变得简单。

参 考 文 献

［1］ Oztürkmen Y,Karamehmetoğlu M,Leblebici C,et al. Cementless total hip arthroplasty for the management of tuberculosiscoxitis[J]. Arch Orthop Trauma Surg,2010,130(2):197-203.

［2］ Neogi D S,Yadav C S,Kumar A,et al. Total hip arthroplastyin patients with active tuberculosis of the hip with advanced arthritis[J]. Clin Orthop Relat Res,2010,468(2):605-612.

［3］ Babhulkar S,Pande S. Tuberculosis of the hip[J]. Clin Orthop Relat Res,2002,(398):93-99.

［4］ 王永清,毕红宾,赵志辉,等. 晚期活动性髋关节结核一期病灶清除全髋关节置换术的中远期疗效[J].中华骨科杂志,2013,33(9):895-900.

第10章
强直性脊柱炎患者中的应用

强直性脊柱炎(ankylosing sponylitis，AS)临床上较为常见，发生率为 0.3% 左右，是一种以中轴脊柱关节系统的慢性炎性疾病，累及骶髂关节和髋关节是其主要特点。根据文献报道 AS 患者髋关节的受累率为 30%～50%，早期为滑膜炎，关节软骨破坏，变薄，关节间隙狭窄，随着疾病的进展，出现纤维性融合，随着韧带的骨化，晚期则演变为骨性融合，双侧多见。除髋关节、骶髂关节骨性融合外，还会伴有脊柱强制和其他大关节的畸形，肌肉萎缩、软组织挛缩等。对累及的髋关节行人工关节置换是 AS 治疗的重要手段之一。

10.1 手术适应证和禁忌证

1. 手术适应证

人工全髋关节置换术可恢复髋关节的运动功能，显著提高患者的社会生存能力和生活质量，是目前治疗髋关节骨性强直的有效方法。以前假体质量差，使用年限短，加之手术技术水平发展不均衡，感染、脱位等手术并发症高，适应证对患者年龄要求过高，导致患者早期得不到有效治疗。现在假体质量明显提高，手术技术成熟，使假体长期生存成为可能，故手术适应证不应再强调手术年龄。如果长期不手术，肌肉会萎缩甚至脂肪化，即使后期接受手术，恢复时间会延长，功能恢复也很难完全，且不说软组织失用造成的手术困难。故对于此类患者考虑手术指征时，要与时俱进，只要关节损害保守治疗无效，影响患者生活，就应主张尽早手术。

2. 手术禁忌证

严重心肺功能不全是其手术禁忌证，血沉不高于 50 mm/h 和 CRP 稍高于正常值，排除局部感染和肺部感染，不发烧仍然可以手术。

10.2 术 前 准 备

这里主要介绍手术安全评估。

强直性脊柱炎的患者常常营养不良、贫血,长期服药造成肝脏、肾脏损害,因此要平衡营养,肝肾功能不全者予以相应处理。如果患者有激素依赖不能停用,原则上手术前服用泼尼松每天不多于 1 片。对于这些使用激素的患者,一定要更加注意感染的预防。其他药物如甲氨蝶呤、肿瘤坏死因子单克隆抗体等在手术前都应停用,手术后恢复术前用量。可请风湿免疫科会诊处理。

术前检查若发现血沉和 CRP 升高,说明患者炎症反应较强,药物不能有效阻止。对于这类患者要参照患者的一般状况:是否耐受手术,血常规检查情况,是否发烧,最好控制血沉在 50 mm/h 以内,CRP 在 3 mg/dL 以内。

术前常规进行 X 线摄片。拍摄颈椎片观察患者颈椎融合程度,上颈椎有无半脱位,这可以有助于选择麻醉方法,防止麻醉和手术中出现医源性颈椎损伤,应会同麻醉科讨论麻醉方式和安全性。颈椎强直的患者一般采用全麻插管,颞下颌关节强直或病变影响张口时,可能需要经鼻插管,纤维支气管镜辅助可使插管更迅速、准确、安全,减少副损伤。

10.3 手 术 切 口

前方 DAA、外侧入路和后方入路均可。手术入路选择时考虑两个决定因素:一是选择术者熟悉的切口,二是便于畸形处理。

如髋关节严重外旋位畸形,后方间隙狭小,后方入路显露困难,截骨更加困难,不但增加松解显露时间,更严重的是会增加截骨造成的骨折发生率,且容易造成坐骨神经损伤,建议直接前方入路(DAA);对于髋关节屈曲畸形的患者,前方的髂腰肌、股直肌、髂筋束、缝匠肌等需要松解,DAA 既可以直接松解挛缩组织,又可以方便截骨。DAA 另一个优于后方入路的特点是不会出现后路手术时常常出现的状况:由于屈曲畸形,挛缩的前方肌肉在股骨颈截断后会使股骨上移,轻者造成复位困难,重者需股骨短缩截骨。

有的患者后方入路手术时股骨上移明显,如果不短缩截骨,则需要二次手术,首次截骨后牵引,待松解后二次完成置换,不但增加出血,增加感染机会,也会延长住院时间和增加费用。有时局部解剖特征在病理状态下不易辨认,易造成不必要的副损伤,因此在股骨颈截骨前需要充分判断髋部局部解剖情况,股直肌的返折头附着在髋臼上缘,在前方入路手术时,作为髋臼定位的参考。首先截断股骨颈,把不动的融合关节变成活动的关节。这样就能按照术者的习惯完成余下的操作。如果操作空间狭小,可以先行股骨侧松解,甚至截骨,扩大操作空间,方便髋臼重建的显露和操作。股骨髓腔扩髓及假体安装放在髋臼重建后进行,目的是防止出血过多。另外,髓腔扩髓后,不安装假体在处理髋臼时会增加股骨骨折的可能性。

10.4　手术难度

AS 致髋关节高度屈曲强直畸形的患者,特别是屈曲超过 60°者,除髋关节骨性结构呈高度屈曲位非功能位强直外,也有严重的周围软组织挛缩。手术操作及术后康复都面临很大的困难。协调髋关节屈曲性融合、软组织挛缩、软组织缺乏弹性和术后康复等非常困难。卢世璧等专家认为髋关节强直于屈曲位者若髋臼周围粘连严重则适合行大转子截骨以显露髋臼上方,同时可充分松解软组织。而 Joshi 等采用外侧入路及大转子截骨,暴露股骨近端后切除关节囊,直视股骨颈及其与髋臼相融合的部分,获得良好的暴露。也有人分两次手术,第一次是先行髋关节截骨,变成活动的假关节,截断后出现股骨上移,术后牵引纠正,纠正下肢软组织挛缩,待股骨近端下移到合适部位能够满足复位时,再进行第二次手术。我们采用股骨近端截骨重建术,可以最大化地显露手术视野,而且能较好地完成挛缩的软组织松解,对矫正畸形非常方便。如果患者发病年龄太早,髋关节融合时髋骨没有发育得很好,应注意髋臼的尺寸可能会很小。也有的患者长期卧床,骨质疏松非常严重,患者虽然年轻,有时不得不选择骨水泥固定型假体。

个别患者髋臼因髋关节融合发病早,出现严重的畸形,特别是股骨颈短粗者,这时可以先行股骨近端截骨,截骨后显露充分,根据股直肌返折头、闭孔、Nelaton 线的中点、坐骨体进行综合定位,若实在难以确定,就进行术中 C 型臂 X 光透视来帮助确定。

10.5　医患沟通

术前要向患者及其家属充分交代手术的特点和难度,以及潜在的并发症,避免其对手术效果抱有过高的期望值。因为髋关节融合后,常有臀中肌和臀小肌的脂肪变性,特别是做过手术的患者,臀中肌和臀小肌可能在前次手术中被损伤,术后臀中肌步态可能会很长时间存在,或不会恢复,甚至出现脱位的可能。这在术前检查时也要予以注意。

典型病例 1　**髋关节屈曲外旋畸形**

患者男性,50 岁,强直性脊柱炎病史 30 余年,双侧髋关节疼痛,右髋关节置换术后疼痛 7 年,3 个月前做了翻修术。

入院体检　患者跛行,对右髋功能满意,左髋活动受限,几乎没有活动,托马斯征(Thomas Sign)阳性,屈曲 45°左右,脊柱强直。

化验室检查　血常规检查显示 Hb 10 g/L,HLA-B27 阳性,血沉 31 mm/h,CRP 11 mg/L。

影像学检查　X 光片(图 10.1)显示脊柱强直,腰骶部融合,骨盆旋后,左侧髋关节间隙狭窄,内陷,下肢外旋。与其他 X 光片比较,髋关节没有任何活动(本例与第 6 章典型病例 1 为同一病例)。

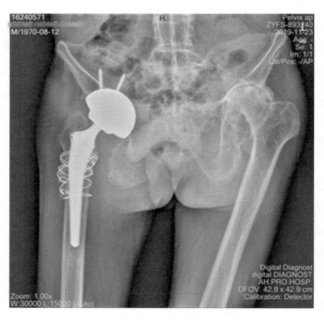

图 10.1　术前片

诊断　强直性脊柱炎,右侧全髋关节翻修术后,左髋关节骨性关节炎。

病理特征　强直性脊柱炎,组织弹性差,僵硬;左髋关节活动度差,原因是髋关节内陷,虽然 X 光片上有间隙存在,但与患者之前的就诊资料比较,可以判断是髋关节纤维性强直。屈曲畸形导致前方跨髋关节的肌肉挛缩,尤其是阔筋膜张肌。

手术难点　本例患者手术难点在于两个方面:一是显露困难,组织僵硬,屈曲外旋,后方入路显露难于前方入路,而且后路坐骨神经显露非常接近切口;二是髋臼的重建。两者均需要显露。

手术操作

(1) 前方入路。一是方便屈曲畸形的前方软组织的松解,二是方便股骨颈截骨。将阔筋膜张肌自髂骨附着点剥离,既能松解,防止肌肉损伤,又能增加显露。

(2) 股骨近端截骨及挛缩组织松解。切口沿阔筋膜张肌前缘向股骨远端延长约 5 cm,

显露股外侧肌,将股外侧肌的前内侧四分之三从起点向远端内侧掀开,显露股骨上段,按股骨近端截骨的设计进行截骨(图 10.2),截骨长度约 5 cm。

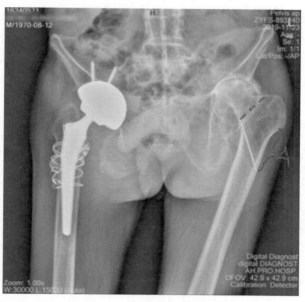

图 10.2　股骨颈截骨线(红色虚线)与股骨近端截骨线(黄线)(A 的长度 5 cm)

(3)髋臼重建。髋臼环完整,骨量及强度能满足使用生物型臼杯,直径 58 mm,用螺钉固定。

(4)股骨侧重建。按股骨近端截骨重建设计,完成股骨假体复合体重建。

(5)复位,关节稳定。

(6)术后片。术后 X 线检查(图 10.3)显示位置令人满意。

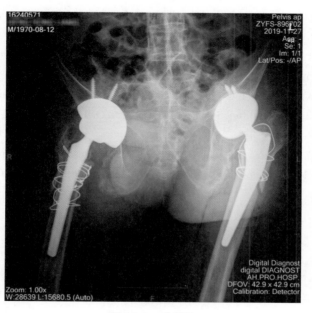

图 10.3　术后片

　　术后处理　术后双下肢等长,截骨骨块固定确实,假体初始稳定可靠。患者术后第二天就在双拐辅助下部分负重行走。需要强调的是,患者髋关节周围肌肉长期废用,出现萎缩和不同程度的脂肪变性,需要加强肌肉功能恢复,同时加强髋关节功能和活动度的锻炼。

小结与体会

　　在我国有一部分强直性脊柱炎髋关节病变的患者,其髋关节融合在非功能位,在进行全髋关节置换时面临麻醉方式、手术入路、软组织松解、骨与软组织畸形的矫正以及糖皮质激素等免疫抑制剂的应用调整等挑战。多思考一些术中可能遇到的困难、多进行多学科的会诊,手术安全就能多一点保障。手术中适时采用股骨近端截骨,不但能增加显露,方便软组织松解,同时可纠正畸形,简化手术,达到事半功倍的效果。

参 考 文 献

[1]　卢世璧,王继芳,朱盛修,等. 髋关节强直人工髋关节置换术[J].中华外科杂志,1985(23):628-630.

[2]　Sweeney S,Gupta R,Taylor G,et al. Total hip arthroplasty in ankylosing spondylitis:outcome in 340 patients[J]. J Rheumatol,2001(28):1862-1866.

[3]　Joshi A B,Markovic L,Hardinge K,et al. Total hip arthroplasty in ankylosing spondylitis:an analysis of 181 hips[J]. J Rthroplasty,2002(17):427-433.

[4]　Bhan S,Eachempati K K,Malhotra R. Primary cementless total hip arthroplasty for bony ankylosis in patients with ankylosing spondylitis[J]. J Arthroplasty,2008(23):859-866.

[5]　Guan M,Wang J,Zhao L,et al. Management of hip involvement in ankylosing spondylitis[J]. Clin Rheumatol,2013,32(8):1115-1120.

[6]　Ulucay C,Ozler T,Guven M,et al. Etiology of coxarthrosis in patients with total hip replacement[J]. Acta Orthop Traumatol Turc,2013,47(5):330-333.

[7]　Yavuz S,Irfan O,Mehmet F C,et al. Total hip arthroplasty in patients with ankylosing spondylitis:midterm radiologic and functional results[J]. Acta Orthop Traumatol Turc,2016,50(4):443-447.

[8]　Rivière C,Lazennec J Y,Auvinet E,et al. The influence of spine-hip relations on total hip replacement:a systematic review[J]. Orthop Traumatol Surg Res,2017(103):559-568.

第11章
石骨症患者的全髋关节置换

石骨症(osteopetrosis)又称大理石骨病、先天性骨硬化、广泛性脆性骨质硬化等。德国放射学家 Albers-Schonberg 于 1904 年首先描述,故称之为 Albers-Schonberg 病,1926 年 Karshner 依据病变特征将其命名为石骨症。

石骨症是一种破骨细胞减少和(或)功能异常所致骨吸收障碍而引起的较为罕见的遗传性疾病,病变特点是骨密度增高如石头,生化检测表现为血钙、血磷、碱性磷酸酶水平大多正常,酸性磷酸酶水平常升高。临床上将石骨症分为恶性石骨症和良性石骨症。恶性石骨症多在婴幼儿期起病,进展迅速,病死率高。原因是患者骨皮质增厚,髓质骨化,使有效造血成分减少,导致严重贫血,肝、脾会代偿性增大进行体外造血,长期造成患儿生长发育缓慢。良性石骨症多发现于成年人,起病晚(可能是发现晚),病情稳定,患者鲜见全身性疾病,寿命一般不受影响,此类患者可无明显症状,可无意中被发现。由于骨质脆、易断,常发生多次骨折,尤其是下肢常伴有关节、长骨畸形等。另外,也可有颅神经受压的表现。

X 线表现如图 11.1 所示,具有特征性,石骨症表现为广泛性全身骨密度偏高,且有对称性表现,腰椎、骨盆、颅底最为显著。骨纹增粗或缺如,皮质厚,松质密度高,髓腔模糊不清。骨质硬化程度和范围与发病年龄相关,起病越早,硬化范围越大,越严重。

就疾病本身而言,石骨症目前还没有特殊有效的治疗方法,恶性石骨症患者多由于感染、贫血等并发症而死亡;良性石骨症的治疗主要是在出现骨折、骨关节炎、感染等并发症时,进行针对性治疗。

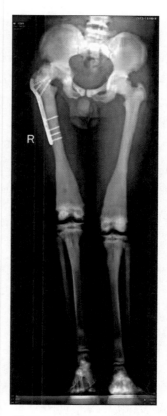

图 11.1　对称性(石骨症的特征性 X 线改变)

11.1 全髋关节置换的适应证

全髋关节置换在本病中的主要适应证是股骨头坏死、骨关节炎和股骨颈骨折引起的骨不连、股骨头坏死或者骨折畸形愈合等。

11.2 手 术 难 点

本病患者骨质坚硬,髓腔狭小、消失,大部分患者的髓腔也表现为变形,使扩髓非常困难;本病患者骨质虽硬,但脆性大,扩髓时容易引起骨折,造成假体固定困难,需要附加钢板内固定。手术时间很长,对于原本贫血的患者更是雪上加霜。其他并发症如感染等也会相应增加。不能全程利用磨钻扩髓,磨钻高速运行会出现高热,造成局部骨坏死,可致成骨更加困难,使生物型假体松动。

实际上,造成髓腔实变的原因除石骨症外,还有外伤的畸形愈合、感染、各种截骨术后等,这类患者的共同点就是髓腔的实变或者狭窄造成股骨扩髓困难,这类技术可以举一反三地应用于其他类似情况,达到事半功倍的效果。

11.3 术 前 准 备

1. 假体准备

主要是应对髓腔细小或者消失,准备最小型号的髓腔锉和假体。目前市场上股骨假体型号最小号有强生(Depuy Synthes,美国)的 Corail 柄和捷迈公司(Zimmer-Biomet,美国)的 Wagner Cone 假体。髋臼侧也要有相应的准备,大小在 40～46 mm。使用生物型假体为主,原因是患者无松质骨,骨水泥型假体没有骨水泥渗透,微观交锁难以获得,长期稳定不容乐观。

2. 髋臼钢板和股骨侧锁定钢板的准备

患者骨质脆性大,传统的方法容易出现骨折,骨折部位可以是髋臼、股骨干或者转子间,股骨近端截骨使这种可能性大大降低,甚至不会出现术中骨折。应准备相应的内固定器材,包括髋臼钢板和股骨侧锁定钢板。

3. 工具准备

准备锋利的髋臼锉和髓腔锉，最好备用两套，如有新的更好；辅助工具要准备髓腔磨钻（图11.2），金刚磨钻利于扩髓。锯片要新、锋利。工具越新越好，避免出现热烧伤。手术前工具的电池也要多准备。

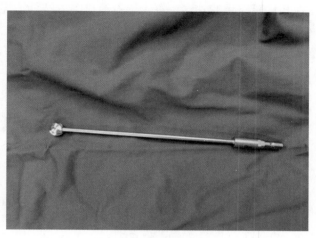

图 11.2　髓腔磨钻

11.4　手术入路

尽管各种入路都能使用，考虑到患者骨质坚硬，脆性增加，术中可能出现骨折，需要延长切口以处理意外，建议使用术者最熟悉的入路，便于延长切口，利于钢板固定。

11.5　手术技术

患者虽然骨质坚硬，但脆性大，易骨折，文献报道此类患者进行髋关节置换时，骨折的发生率可高达20%。所以，在术中要高度小心。不追求小切口，防止小切口所致的张力过大造成骨折概率增加，建议先行股骨近端截骨，截骨后显露更为方便，便于软组织的松解。髋臼打磨时要逐级增加尺寸，用螺钉固定。股骨扩髓时不能指望髓腔锉扩髓，远端髓腔按照股骨干的粗细用高速磨钻开口钻洞，注水降温，根据所用假体打磨成最合适的假体容积的髓腔，外侧开口调节阀方便扩容，可以避免骨折。大粗隆骨块根据选择假体的大小，锯出一个和假体近端肩部适配的骨槽，将骨块复位，调整臀中张力，钢丝固定大转子骨块。

11.6 术 后 处 理

常规进行预防血栓和预防感染的处理。鉴于患者造血潜力和能力差,多有贫血,血栓预防方法以物理预防为主,主要是加强踝泵运动等,防止出血。

虽然负重不会造成大转子骨块移位,但要注意此类患者的成骨能力,不宜过度活动。早期在拐杖辅助下,部分负重行走,骨块愈合后逐渐脱拐。

 典型病例1 **髓腔狭小(股骨近端截骨重建术可简化手术,缩短时间)**

患者女性,26 岁,双髋疼痛,跛行进行性加重 6 年入院,左髋疼痛明显。无明显外伤史。保守治疗无效。石骨症诊断多年,无相关症状,系偶然被发现。

入院体检	患者跛行明显,骨盆倾斜,左髋活动受限明显。下肢相对长度一致。
化验室检查	Hb 11 g/L,血沉 23 mm/h,CRP 3.13 mg/L。
影像学检查	术前 X 光片(图 11.3)显示骨质广泛性硬化,双侧髋关节骨性关节炎改变,右侧股骨头变形,关节间隙明显狭窄,左侧股骨头破坏,同侧髋臼破坏,旋转中心上移,髋关节内收,骨盆倾斜,股骨干髓腔狭窄,部分消失;下肢全长片(图 11.4)显示骨性长度几乎相等。脊柱平片(图 11.5)示三明治样改变。
诊断	石骨症,双侧股骨头坏死,骨性关节炎。
病理特征	石骨症的特点是骨质硬化,但脆,髓腔狭小;骨盆倾斜。

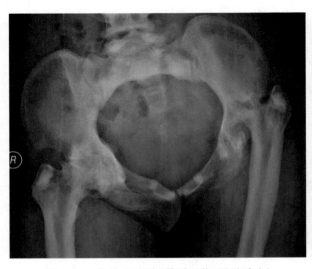

图 11.3 术前 X 光片(骨质硬化,髓腔狭小)

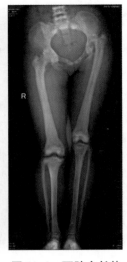

图 11.4 下肢全长片

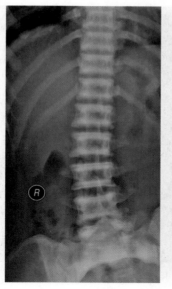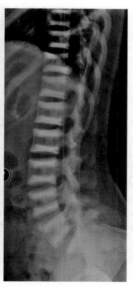

图 11.5　脊柱平片

手术难点　本例患者手术难点在于四个方面：一是骨质虽硬化但很脆，尤其是股骨侧髓腔狭小，扩髓困难，易造成骨折；二是骨盆的倾斜能否完全平衡；三是患者血沉快，左侧髋臼有破坏，是否是感染术前难以确定；四是患者贫血，虽不严重，但造血功能不足，需要储备应对。

术前准备　患者有石骨症，除本身因骨质硬化造成的髓腔狭小外，造血功能不足也是我们手术需要充分考虑的因素。因此，应该联系血库准备相关血型的血液，以备不测。

手术操作　对本例患者我们先做了一侧手术，手术失血不多，约 200 mL，在手术后进行病理检查排除感染后，1 周后复查血常规，Hb 仍有 10 g/L，因此对对侧也进行了同样的手术。

手术过程

（1）侧卧位全麻下手术，选择后侧入路。

（2）髋臼重建。逐级递增磨臼，选用生物型臼杯，直径 48 mm，螺钉固定，保证初始稳定和后期稳定。

（3）股骨侧重建。先行股骨近端截骨，选最小型号假体，用股骨近端截骨重建术进行股骨假体远端的压配固定，然后处理大转子骨块，复位固定。选择既方便复位又能保障关节稳定的股骨头。

（4）术后片。术后 X 光片（图 11.6、图 11.7）见假体位置令人满意。

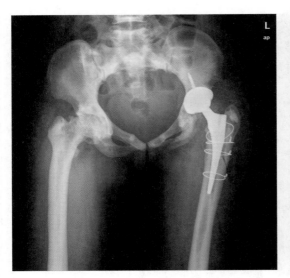
图 11.6　第一次术后 X 片

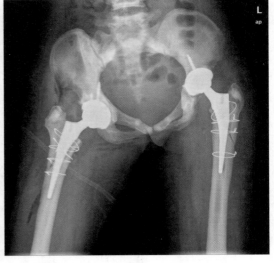
图 11.7　第二次术后 X 片

术后处理　常规处理,重点是预防感染。双拐辅助下负重行走。需要特别关注的是,石骨症患者的骨折愈合能力并不好,术后早期需要保护愈合,直至确定截骨愈合,防止发生骨不连或者假体移位。

小结与体会

　　石骨症患者的髋关节置换难点在于股骨髓腔狭小,甚至消失,骨质脆性大,扩髓困难,且易造成骨折;缩短手术时间,减少出血和感染概率也是重要内容。股骨近端截骨后,髓腔成形几乎在直视下完成,能使上述问题的解决变得简单。

参 考 文 献

［1］　Strickland J P，Berry D J. Total joint arthroplasty in patients with osteopetrosis：a report of 5 cases and review of the literature［J］. J Arthroplasty，2005(20)：815-820.

［2］　Jones D P，Hodgson B F，Hung N A. Bilateral，uncemented total hip arthroplasty in osteopetrosis［J］. J Bone Joint Surg Br，2004(86)：276-278.

［3］　Wang J，Liang Y，Zhang Q，et al. Total joint arthroplasty in a patient with osteopetrosis：10-year follow-up［J］. Orthopedics，2010(33).

［4］　Manzi G，Romano D，Moneghini L，et al. Successful staged hip replacement in septic hip osteoarthritis in osteopetrosis：a case report［J］. BMC Musculoskelet Disord，2012(13)：50.

［5］　Gao X，Cheng Q，Zhang X，et al. Successful total hip arthroplasty for auto-somal dominant osteopetrosis complicated by hip osteoarthritis：a case report and review of the literature［J］. Exp Ther

Med，2020(19)：2702-2706.

[6] Hashimoto A，Sonohata M，Kitajima M，et al. Complications of total hip arthroplasty for patients with osteopetrosis：a report of four hips in two patients[J]. J Orthop Sci，2019. https：//doi. org/ 10. 1016/ j. jos. 2019. 05. 019.

[7] Benum P，Aamodt A，Nordsletten L. Customised femoral stems in osteopetrosis and the development of a guiding system for the preparation of an intramedullary cavity：a report of two cases[J]. J Bone Joint Surg Br，2010(92)：1303-1305.

[8] Xie L，Ding F，Jiao J，et al. Total hip and knee arthroplasty in a patient with osteopetrosis：a case report and review of the literature[J]. BMC Musculoskelet Disord，2015(16)：259.

[9] Janecki C J，Nelson C L. Osteoarthritis associated with osteopetrosis treated by total hip replacement arthroplasty. Report of a case[J]. Cleve Clin Q，1971(38)：169-177.

[10] Zhang Z-F，Wang D，Wu L-D，et al. Case report：a 10 years follow-up of periprosthetic femoral fracture after total hip arthroplasty in osteopetrosis[J]. Chin J Traumatol，2017(20)：173-176.

[11] Cameron H U，Dewar F P. Degenerative osteoarthritis associated with osteopetrosis[J]. Clin Orthop Relat Res，1977：148-149.

[12] Egawa H，Nakano S，Hamada D，et al. Total hip arthroplasty in osteopetrosis using computer-assisted fiuoroscopic navigation[J]. J Arthroplasty，2005(20)：1074-1077.

[13] Ramiah R D，Baker R P，Bannister G C. Conversion of failed proximal femoral internal fixation to total hip arthroplasty in osteopetrotic bone[J]. J Arthroplasty，2006(21)：1200-1202.

第12章

康复评定与康复治疗

全髋关节置换术(total hip arthroplasty,THA)的术后康复在整个治疗过程中扮演着重要的角色,影响着肢体功能恢复。精湛的手术技术只有结合完美的术后康复治疗,才能获得最理想的效果。全髋关节置换术后最常见的功能障碍包括髋部肌肉力量缺乏、髋关节活动减少、站立平衡及本体感觉能力下降、功能性活动耐受不良、移动性活动中疼痛增加,因此,术后康复治疗是决定手术治疗效果的关键因素,术后综合康复治疗能够预防并发症的发生、提高肌肉力量、改善关节活动度和恢复步行功能,从而改善患肢功能和生活质量,并且大大减少患者痛苦,降低总康复费用和总医疗费用。股骨近端重建(proximal femoral reconstruction,PFR),是衍生于股骨翻修手术的延长股骨近端截骨术,但又不同于后者,是治疗髋关节发育不良症的一种安全、简便的方法。这种术式与常规全髋关节置换术康复的主导理念相似,主要以病损为基础,以解决功能障碍为目标,将重点放在减轻疼痛、增强肌力及关节活动、恢复步行功能、提高日常生活活动能力、告知患者注意事项和教育患者及其家属,但两者也存在不同,主要表现在髋关节早期关节活动范围、下地时间和负重情况。

12.1 常用康复评估

常用康复评估的内容与方法如下:

(1) Harris 髋关节功能评分,如表 12.1 所示。

表 12.1 人工髋关节 Harris 评分表

疼痛		标准分	入院评估	出院评估
无	无痛	44		
弱	偶痛或稍痛,不影响活动功能	40		
轻度	一般活动后不受影响,过量活动后偶有中度疼痛,可能需要服用阿司匹林	30		
中度	可忍受,日常活动稍受限,工作部分受限,偶服比阿司匹林强的止痛剂	20		
重度	有时剧痛,但不必卧床;活动严重受限;经常使用强止痛剂	10		
病残	因疼痛被迫卧床;卧床痛;病废;完全丧失劳动能力	0		

续表

疼痛			标准分	入院评估	出院评估
功能					
步态	无跛行		11		
	稍有跛行		8		
	中等跛行		5		
	严重跛行		0		
支具、助行器	不需		11		
	单手杖长距离		7		
	多数时间用单手杖		5		
	单拐		3		
	双手杖		2		
	双拐		0		
	完全不能走		0		
距离	不受限		11		
	6 个街区(1000 m)		8		
	2~3 个街区(500 m)		5		
	仅室内活动		2		
	卧床或坐椅(轮椅)		0		
日常生活	楼梯	一步一阶,不用扶	4		
		一步一阶,用单扶手	2		
		用某种辅助方法能上楼	1		
		不能上楼	0		
	交通	没有能力进入公共交通工具	0		
		有能力进入公共交通工具	1		
	坐	坐普通椅子 1 小时,无不适	5		
		能坐高椅,半小时	3		
		坐任何椅子均不舒服	0		
	鞋袜	穿袜、系鞋方便	4		
		穿袜、系鞋困难	2		
		不能穿袜、系鞋	0		

续表

疼痛		标准分	入院评估	出院评估
畸形	全部"是"得 4 分,有一项"否"则 0 分	4		
	固定的屈曲挛缩畸形小于 30°			
	固定的内收畸形小于 10°			
	固定的内旋伸直畸形小于 10°			
	肢体短缩小于 3.2 cm			
活动范围				
屈(120°)		5		
外展(45°)				
外旋(45°)				
内旋(45°)				
内收(35°)				
总活动度(屈+展+收+内旋+外旋)	211°～300° (5)　　161°～210° (4) 101°～160° (3)　　61°～100° (2) 31°～60° (1)　　0°～30° (0)			
总分				

(2) 视觉模拟评分法(visual analogue scale score,VAS)。

(3) 髋关节活动范围测量(range of motion,ROM)。

(4) 肢体围度测量。

(5) Berg 平衡量表(berg balance scale,BBS)。

(6) "起立-行走"计时测试(the timed "up & go",TUGT)。

(7) 步态分析与评估。

(8) 健康调查量表。

(9) 日常生活能力(activities of daily living,ADL)。

12.2 康复治疗

术前康复教育和手术宣教能提高手术的成功率和满意度。术前宣教可让患者意识到康复训练和手术同样重要。术前康复教育内容包括:髋关节康复治疗的重要性及康复的动机;如何进行手术前后活动度训练,力量训练,助行器、拐杖和弹力袜等物理消肿措施的使用;术后相关并发症的预防;髋关节置换术后禁忌证及注意事项,指导患者术后安全活动,出院后进行家庭训练和心理指导。术前对于 75 岁以上高龄老人、卧床超过 3 天以上、各种慢病体弱等患者进行心肺呼吸训练达到并超过 3 天,术后按计划继续实施。

每个阶段的康复治疗重点和治疗目标都根据康复评估结果和临床诊断进行制定。

12.2.1　术后康复治疗分期

术后康复治疗一般包括以下阶段:

1. 急性期(术后 1 周内,术前至出院当天)

重点在于密切观察伤口情况,预防并发症,控制髋关节肿痛和出血,维持功能性活动和警惕髋关节置换术后禁忌的动作。同时,此阶段我们仍需要注意髋关节活动范围控制,术侧下肢负重等。

2. 术后恢复早期(术后 2～4 周)

重点是监测疼痛水平,维持髋周肌群肌力和活动度,由完全不负重逐渐过渡到部分负重。此阶段仍需重视髋部活动的注意事项。

3. 术后恢复中期(5～12 周)

重点在于功能性训练、本体及平衡训练以及完全负重。经过手术医生随访后,可解除全髋关节置换术后注意事项。但此阶段康复治疗师必须教育患者适时地开展训练,不能在下肢肌力及控制力尚未完全恢复的情况下急于提高活动水平。

4. 术后恢复后期(13～24 周)

重点在于强化肌力训练、矫正步态和提高功能性活动水平。此阶段在无痛范围内可适当增强股四头肌、腘绳肌和髋周肌群肌肉力量抗阻训练和增加步行距离。在条件允许情况可根据步态量化分析结果,对步态进行矫正。

12.2.2　康复治疗方法

具体康复治疗方法如下:

(1) 并发症预防:足跟部垫高,抬高患肢休息,避免压疮,清醒后立即进行踝泵运动,减轻术侧下肢的肿胀及预防深静脉血栓的形成(图 12.1)。

(2) 体位摆放:髋关节轻度外展(20°～30°),双腿之间夹枕头,保持髋关节处于中立位。若患者术前髋关节周围软组织挛缩明显,早期可适当在膝关节下方垫枕头,保持髋关节处于轻度屈曲状态,并随着时间推移不断减少髋关节屈曲角度,直至髋关节处于伸直位,但需要注意不能长时间垫,以防髋关节伸直缺陷(图 12.2)。

(3) 肌力训练:加强髋周肌群肌力训练,主要以股四头肌和股二头肌等的长肌力训练为主(图 12.3)。

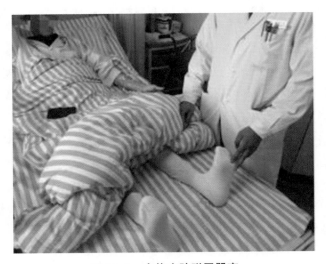

图 12.1　人体皮肤附属器官

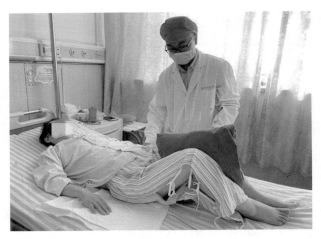

图 12.2　体位摆放

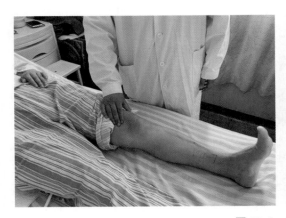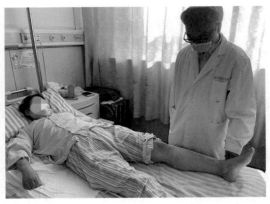

图 12.3　肌力训练

（4）关节活动度训练：早期仰卧位足底沿床面进行髋关节屈伸训练，由被动运动逐渐过渡到助力活动和主动运动（图 12.4）。

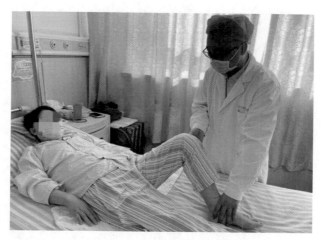

图 12.4　关节活动度训练

（5）床上翻身及转移训练：此阶段在床上翻身和转移训练时，均必须在双大腿之间放枕头，以保持双腿分开，避免髋关节过度内收内旋。翻身时应以轴向向健侧翻，此习惯最少应维持 3 个月。患者转移下床可在治疗师辅助下进行，应从患侧髋关节下床，从健侧髋关节上床，转移时注意避免髋内收过中线（图 12.5）。

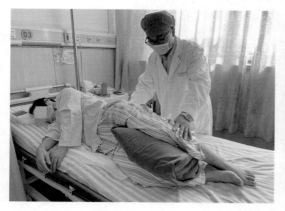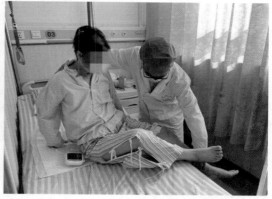

图 12.5　床上翻身及转移训练

（6）负重训练：根据术前疾病严重程度、术中手术复杂度和术后 X 线综合判断是否进行负重（图 12.6）。一般由完全不负重逐渐过渡到部分负重再到完全负重。

（7）平衡/本体感觉训练：在术后整个阶段都需要进行平衡与本体感觉训练。

（8）上下台阶训练：此阶段早期可在辅助下进行上下台阶训练，逐渐过渡到后期独立进行上下台阶训练（图 12.7）。

（9）步行训练：根据术前疾病严重程度、术中手术复杂度和术后 X 线综合判断是否能下床站立和步行。早期以辅助步行为主，后期以独立步行为主，并根据步态特点进行步态矫正训练（图 12.8）。

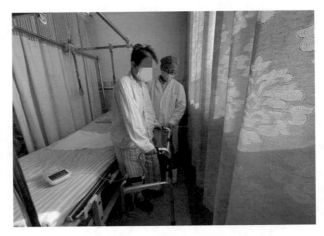

图 12.6　负重训练

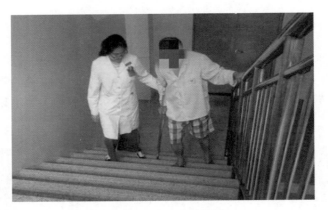

图 12.7　上下台阶训练

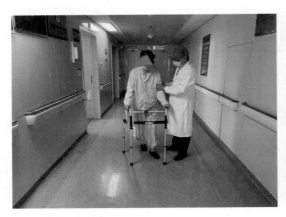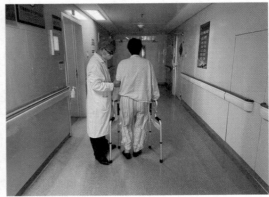

图 12.8　步行训练

　　(10) 手法治疗:放松紧张的肌肉和软组织。对于下肢无血栓的患者,可进行向心性按摩,促进血液循环。手法应轻柔,注意皮肤切口。

　　(11) 物理因子:建议急性期及恢复早期每日康复治疗后进行冷敷;利用偏振光消炎镇

痛;低频治疗激活股四头肌;足底压力治疗消肿预防深静脉血栓;气压促进手术侧下肢血液回流,起到消肿的作用;中频治疗达到止痛效果。

（12）作业治疗:由急性期和恢复早期的自理性 ADL 训练,逐渐过渡到恢复中期和后期的工具性 ADL 训练。

（13）心理指导:基于患者文化水平和对手术的传统认识,大部分患者对术后康复认识不够和有恐慌心理,心理指导和治疗同样很重要。

（14）注意事项:术后康复治疗需要注意是否有肿胀、深静脉血栓、关节假体脱位、跌倒和髋周骨化性肌炎以及伤口愈合情况、负重问题。

参 考 文 献

［1］ Hesse S，Werner C，Seibel H，et al. Treadmill training with partial bodyweight support after total hip arthroplasty：a randomized controlled trial[J]. Arch Phys Med Rehabil，2003(84)：1767-1773.

［2］ Nuelle D G，Mann K. Minimal incision protocols for anesthesia，pain management，and physical therapy with standard incisions in hip and knee arthroplasties：the effect on early outcomes[J]. J Arthroplasty，2007(22)：20-25.

［3］ Rachbauer F，Kain M S，Leunig M. The history of the anterior approach to the hip[J]. Orthop Clin North Am，2009(40)：311-320.

［4］ Rasch A，Dalen N，Berg H E. Muscle strength，gait，and balance in 20 patients with hip osteoarthritis followed for 2 years after THA[J]. Acta Orthop，2010，81(2)：183-188.

［5］ Takao M，Ohzono K，Nishii T，et al. Cementless modular total hip arthroplasty with subtrochanteric shortening osteotomy for hips with developmental dysplasia[J]. J Bone Joint Surg（Am），2011,93(6)：548-555.

［6］ Hoogeboom T J，Oosting E，Vriezekolk J E，et al. Therapeutic validity and effectiveness of preoperative exercise on functional recovery after joint replacement：a systematic review and meta-analysis[J]. PLoS One，2012(7)：e38031.

［7］ Umpierres C S，Ribeiro T A，Marchisio A E，et al. Rehabilitation following total hip arthroplasty evaluation over short follow-up time：randomized clinical trial[J]. J Rehabil Res Dev，2014(51)：1567-1578.

［8］ Lowe C J，Davies L，Sackley C M，et al. Effectiveness of land-based physiotherapy exercise following hospital discharge following hip arthroplasty for osteoarthritis：an updated systematic review[J]. Physiotherapy，2015(101)：252-265.

［9］ Stavrakis，SooHoo N F，Lieberman J R. Bilateral total hip arthroplasty has similar complication rates to unilateral total hip arthroplasty[J]. The Journal of Arthroplasty，2015，30(7)：1211-1214.

［10］ Wang D，Li L L，Wang H Y，et al. Long-term results of cementless total hip arthroplasty with subtrochanteric shortening osteotomy in Crowe type Ⅳ developmental dysplasia[J]. J Arthroplasty，2017,32(4)：1211-1219.

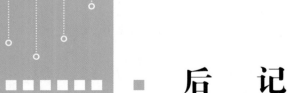

后 记

感恩应该是健康人的本性和良知!"感恩"和"感谢"是近义词,我个人理解感谢是表达谢意的初级境界,感恩是更高的境界。感恩是骨子里的、固有的、不会忘记的。感恩是实质、内在的,表现出来的就是感谢的语言。

股骨近端截骨重建技术的出现来源于临床实践,这里要感恩于我所服务的患者,是他们经受皮肉之苦,让我创造这项技术、验证这项技术、完善这项技术,这项技术将会继续反哺他们。

任意一台成功的手术,都是由一个团队集体完成的,只是主刀医师占据了有利位置得以表现。这里感恩中国科学技术大学附属第一医院(安徽省立医院)骨科、麻醉科和手术室的各位同仁。他们见证了此项技术的产生、发展和不断完善,并为此做出了不同的不可或缺的贡献,也是他们的配合让我的这一项技术逐渐成熟。

再好的种子,没有良好的土壤也不能结果,这里要感恩所在医院的领导对我的关心和支持,使这一项技术得以生根、发芽、结果。也感谢中华医学会骨科分会的前主任委员王岩教授和主任委员王坤正教授给予的认同和鼓励。

此项技术在推广过程中,在院外的第一次应用是在安徽中医药大学第一附属医院骨科,周正新教授参与手术,他后来在临床工作中对此项技术非常赞同。特别致谢!

好的技术需要传播,需要普及,需要载体。本书的出版,得到中国科学技术大学出版社的支持,在此致谢。

本书是对原创技术的总结,之所以能及时出版,得益于我们骨科尤其是关节外科的集体之努力。感恩这个集体同心协力,特别感谢的是陈敏大夫、张贤祚博士和朱晨主任等。付代杰主任为书中的图片花费了很多时间,为本书出版辛苦付出;我院康复科的崔俊才等提供了本书最后一章有关患者康复的内容,在此特别致谢!

最后,感恩我的家庭,我的父母,感恩我的夫人李艳老师,她是我坚强的后盾,使我有更多的时间在一线为患者提供服务,也是在她的鼓励下,这本拙著得以出版。

感恩的对象还有很多,不再一一列举,谨记于心。

尚希福

2022 年 8 月 15 日